LUCIANA BENATTI
MARCELO MIN

PARTO *com* AMOR

Em casa, com parteira, na água, no hospital.
Histórias de nove mulheres que vivenciaram
o parto humanizado.

4ª impressão

© Luciana Benatti e Marcelo Min

Diretor editorial
Marcelo Duarte

Diretora comercial
Patth Pachas

Diretora de projetos especiais
Tatiana Fulas

Coordenadora editorial
Vanessa Sayuri Sawada

Assistente editorial
Olívia Tavares

Projeto gráfico
Vanessa Sayuri Sawada

Revisão
Vivian Miwa Matsushita

Impressão
Cromosete

CIP – BRASIL. CATALOGAÇÃO NA FONTE
SINDICATO NACIONAL DOS EDITORES DE LIVROS, RJ

Benatti, Luciana
Parto com amor – Em casa, com parteira, na água, no hospital: Histórias
de nove mulheres que vivenciaram o parto humanizado/ Luciana Benatti
e Marcelo Min. – 1.ed. – São Paulo: Panda Books, 2011. 228 pp.
il.

ISBN: 978-85-7888-105-4

1. Parto (Obstetrícia). 2. Parto natural. 3. Parto natural – Obras ilustradas.
4. Nascimento – Obras ilustradas. I. Min, Marcelo. II. Título.

11-0923 CDD: 618.4
CDU: 618.4

2017
Todos os direitos reservados à Panda Books.
Um selo da Editora Original Ltda.
Rua Henrique Schaumann, 286, cj. 41
05413-010 – São Paulo – SP
Tel./Fax: (11) 3088-8444
edoriginal@pandabooks.com.br
www.pandabooks.com.br
Visite nosso Facebook, Instagram e Twitter.

Nenhuma parte desta publicação poderá ser reproduzida por qualquer meio ou
forma sem a prévia autorização da Editora Original Ltda. A violação dos direitos
autorais é crime estabelecido na Lei no 9.610/98 e punido pelo artigo 184 do Código
Penal.

A minha avó Aurora e minha mãe Cecília,
que me fizeram uma mulher corajosa.
Luciana

A Yo Soon, minha mãe querida.
Marcelo

AGRADECIMENTOS

Aos casais que compartilharam momentos tão íntimos e especiais conosco e com nossos leitores. Denise e Lauro, Vanessa e Ricardo, Andréia e Marcelo, Renata e Caio, Josy e Mário, Isadora e Márcio, Eva e Neo, Erika e Glauber, seremos sempre gratos por terem nos confiado esse capítulo tão importante da história de vocês.

À parteira Ana Cristina Duarte, uma pessoa realmente capaz de mudar o mundo.

À obstetra Andrea Campos e às parteiras Márcia Koiffman e Priscila Colacioppo, que nos abriram as portas desse universo e nos permitiram registrar seu trabalho com a independência e a autonomia que requer o bom jornalismo.

Aos obstetras Jorge Kuhn, Esmerinda Cavalcante (Mema), Carla Polido e Melania Amorim, à doula (e futura parteira) Cristina Balzano, aos pediatras Honorina de Almeida (Nina), Carlos Eduardo Correa (Cacá) e Ana Paula Caldas Machado, ao anestesista Carlos Eduardo Martins, à obstetra Leila Rosa Carvalho e à enfermeira Mayra Calvette pelo respeito e carinho que dedicam às mulheres e aos bebês em seu trabalho cotidiano.

A toda a equipe da Casa do Parto de Sapopemba, em especial a Cristiane Oliveira, Flora Maria Barbosa, Ana Sirlei Maldonado e Maria Yukie Takahashi.

A Anke Riedel, Regina Wrasse, Romilda Dias, Rosilene Rosa, Meire Almeida, toda a equipe e usuárias da Casa Angela, por acolher nosso trabalho e nossa exposição de fotos.

Às pediatras Sandra Regina de Souza e Andrea Spinola, pela forma emocionante e competente como receberam nossos filhos ao nascer.

Aos amigos Araci Queiroz, Daniela Hirsch, Marianne Wenzel, Bruno Tapajós, Eliane Brum, André Sarmento, Rogério Albuquerque, Lídia Evangelisti, Guilherme Azevedo, Roberta Bencini, Juliana Vidigal, Márcia Carini, Anna Carolina Russo, Camila Pastorelli, Brígida Rodrigues, Sandra Lourenço, Ricardo Mendonça, Patrícia Fioravante, Beto Junqueyra, Neusa de Micheli, Claudete Atanásio, Fátima Reis e aos nossos irmãos Rogério e Sandra.

A Dani Buono, Tatiana Tardioli, Ana Lúcia Keunecke, Patrícia Samora, Priscila Ariani, Irene Nagashima, Taís Viana, Alexandra Swerts, Katia Barga, Marcelly Ribeiro, Mariana Tezini, Viviane Coentro, Maria Fernanda Zipinotti e todas as mães da lista Materna, cujas conquistas são fontes diárias de inspiração para nosso trabalho.

Às amigas Roselene Nogueira, Sabrina Feldman e a todas as mulheres que fazem a rede Parto do Princípio.

Aos casais Ilka e Márcio, Amanda e Ronaldo, Marina e Diego, Luana e Horácio, Flávia e Walter, que nos deram a honra de fotografar o nascimento de seus filhos.

Ao professor Hugo Sabatino e à doula Lucia Caldeyro, do Grupo de Parto Alternativo do Caism, aos docentes do Departamento de Enfermagem, em especial à professora Antonieta Shimo, e à equipe do Espaço das Artes da FCM por nos receberem tão bem na Unicamp.

Ao querido Luiz Carlos Cardoso, pelo incentivo e as sugestões que nos permitiram aprimorar o texto final.

À designer Célia Hanashiro, criadora do logotipo Parto Com Prazer, por dar forma às nossas ideias.

Aos nossos pais Cecília e Jair, Yo Soon e Chan, com quem aprendemos a ser filhos.

Aos nossos filhos Arthur e Pedro, que nos ensinam diariamente a ser pais.

SUMÁRIO

Um convite à coragem..8
Apresentação...10

Luciana, Marcelo e Arthur......................................14
Denise, Lauro e Alice..36
Vanessa, Ricardo e Mariana.....................................60
Renata, Caio e Lara...78
Andréia, Marcelo e Maura......................................102
Josy, Mário e Sofia..124
Isadora, Márcio e Lia..146
Erika, Glauber e Théo..168
Eva, Neo e Pedro...192

Epílogo..218
Para saber mais..223
Glossário..227

UM CONVITE À CORAGEM

Este é um livro emocionante, para ser lido com grande delícia. São narrativas de parto em que as mulheres assumem seu papel de protagonistas da aventura de viver e buscam um compromisso consciente, ético e (por que não?) estético com a experiência da maternidade.

A ideia de um parto prazeroso é para muitos uma heresia: no parto, a mulher deve pagar por seus pecados. Se ela, ao contrário, pode ter prazer físico e emocional, todo o nosso sistema de crenças está ameaçado. E se o parto, como construto da cultura sexual e reprodutiva que é, ao invés de um evento medonho, doloroso, danoso à saúde e à sexualidade, tal como defende a crença médica e religiosa hegemônica, puder ser um evento potencialmente saudável e prazeroso?

Neste livro, o parto é entendido, reinterpretado, como integrante da experiência sexual, erótica da mulher (e, quando existe, do casal), à semelhança do que vários autores defendem há décadas. É isso que vem dizendo um renovado movimento internacional de mulheres – e homens – que se espalha rapidamente pelo mundo, na esteira de livros, filmes, websites e redes sociais sobre o tema.

Finalmente, as mulheres estão falando com clareza que, sim, pode haver grande prazer físico e emocional na experiência corporal do parto. Como dito por muitas no *Parto orgásmico*, documentário citado por algumas delas, as mulheres têm receio de contar sobre a parte boa do parto, diante do sofrimento de outras mulheres. É preciso coragem. Assim como é preciso muita coragem para viver o parto de forma respeitosa, empoderada, com a mulher no centro da assistência. Este é um livro sobre mulheres corajosas.

Elas se recusaram à infantilização, à paternalização, à imposição do silêncio que amavelmente manda a mulher calar a boca quando expressa suas dúvidas ou preferências. Como disse um médico: "Por que você está tão preocupada com o parto? Cuide das roupinhas e da decoração do quarto e deixe que do parto cuido eu". Mulheres que recusaram o conforto da ignorância passiva, obediente. É um feito extraordinário em uma cultura que premia a subserviência feminina e pune a curiosidade e a ousadia, especialmente das mães. A ameaça de problemas com o bebê é capaz de paralisar a mãe mais corajosa: numa das histórias, um médico quis convencer a mulher a fazer uma cesárea com 35 semanas, pois o coração do bebê poderia... "deixar de bater". A mãe fugiu e o bebê nasceu quando quis, exatamente um mês depois.

São mulheres que não aceitaram uma assistência ao parto baseada no medo e no desconhecimento. Mulheres que quiseram saber por que a anestesia é obrigatória ("não existe parto sem anestesia", diz o médico de uma delas). Leram que não há evidências científicas justificando o corte de sua vagina (episiotomia) ou demonstrando que o cordão no pescoço é indicação de cesárea. Se essas intervenções e tantas outras não se apresentam cientificamente como benefício da mãe ou do bebê, por que os médicos as impõem a todas? Boa pergunta.

Diante dessas incertezas, elas encontraram muitas redes sociais, virtuais ou presenciais, de mulheres como elas, que se perguntavam: o parto é mesmo esse martírio todo ou é tornado um martírio pelos procedimentos obsoletos, dolorosos, arriscados, que são impostos apesar das evidências de que não devem ser usados de rotina? Por que o parto é tornado uma experiência muito mais penosa e arriscada do que pode ser? A quem interessa a "pessimização" do parto? E por que aceitar apenas esta alternativa: um parto vaginal traumático com intervenções obsoletas e agressivas ou uma cesárea? Essas mulheres tiveram a coragem de rejeitar.

Mais do que isso, quiseram viver o parto como um evento de saúde e, sim, de prazer, de êxtase, de glória. Claro, nada disso exclui o fato de haver dor e esforço envolvidos na experiência. Uma dor fisiológica e útil, suportável, não a provocada por drogas como ocitocina para aceleração das contrações, pela imposição de posições desconfortáveis ou por uma episiotomia desnecessária. Essas mulheres reservam para si a decisão sobre se querem ou não sedativos para a dor, recusam a sua imposição.

São histórias encantadoras, complexas, mostrando as idas e vindas das descobertas e dos impasses; seu enfrentamento, o esforço, as recompensas, as delícias, a alegria, a magia de viver esse momento com sua presença total, física e emocional, ao lado das pessoas de sua confiança. As fotos são magníficas em sua sutileza no que se refere aos delicados, intensos, complexos sentimentos envolvidos. Um livro imperdível, extraordinário, com grande capacidade de inspirar a coragem naquelas mulheres e naqueles homens que adentram a aventura da gravidez, do parto e da parentalidade.

SIMONE G. DINIZ

médica e professora doutora da Faculdade de
Saúde Pública da Universidade de São Paulo

APRESENTAÇÃO

Este é um livro que reúne histórias de mulheres para mulheres. Revela a trajetória percorrida por nove mães – entre elas a autora – para conquistar o parto desejado. Seus medos, fraquezas e dificuldades estão aqui expostos da mesma forma simples e sincera com que suas alegrias e vitórias são compartilhadas. O instante do nascimento, as horas que o antecederam e os primeiros momentos de vida do bebê são eternizados em fotos que transbordam emoção.

Luciana, Denise, Vanessa, Renata, Andréia, Josy, Isadora, Erika e Eva trilharam caminhos diferentes, únicos. Mas com um objetivo em comum: ter um parto prazeroso e seguro, além de oferecer uma acolhida respeitosa a seus filhos. Conseguiram o que queriam, superando, um a um, os obstáculos. Reais ou imaginários. Inerentes às circunstâncias, impostos pelos outros ou criados por elas mesmas. Cada uma à sua maneira, são todas vencedoras. Permitiram-se viver o desconhecido, que se revelou sublime e transformador. Cresceram como mulheres.

As crianças Arthur, Alice, Mariana, Lara, Maura, Sofia, Lia, Théo e Pedro vieram ao mundo num clima de amor e respeito. Nasceram onde as mães se sentiam mais à vontade: no hospital, em sua própria casa ou na casa de parto. Desembarcaram neste mundo em verdadeiros rituais de celebração da vida.

As escolhas dessas mães são resultado de sua história pessoal. Não são melhores nem piores que as de outras mulheres. Não estão certas nem erradas. Por isso, esperamos que sejam encaradas não como modelo, mas como fonte de inspiração e de coragem para que você, leitora, escreva a sua narrativa pessoal. Intensa, singular e, por isso mesmo, especial.

Este livro pretende mostrar uma alternativa. Possível, viável, porém um pouco mais difícil de alcançar, pois ainda distante da realidade da maioria dos consultórios médicos, maternidades e hospitais brasileiros.

Muito do que se ouve sobre parto são relatos tristes, de mulheres traumatizadas, gratas apenas por terem sobrevivido ao que consideram um verdadeiro tormento. Nós, ao contrário, acreditamos que o parto pode ser uma vivência prazerosa na vida da mulher e da família. Essa é a nossa verdade não apenas como autores e jornalistas, mas também como pais.

É com tristeza que percebemos essa associação de parto e sofrimento. Sinônimo de dores excruciantes e riscos imprevisíveis, o parto se tornou uma provação que muitas gestantes (e seus médicos) não se sentem preparadas para enfrentar. Com isso, perdem algo importante.

Há também quem diga que o parto normal não tem nada de natural. É verdade. Nas últimas décadas, a mudança do cenário do parto, de casa para o hospital, e as tentativas de domesticar esse acontecimento natural resultaram num parto aprisionado em protocolos médicos. Cheio de intervenções desnecessárias, dolorosas e muitas vezes humilhantes, o parto se transformou em um risco a ser evitado a qualquer custo. Quantas de nossas mães, amigas e colegas de trabalho, querendo nos proteger do tratamento brutal que receberam, não nos aconselham a marcar a cesárea, antes mesmo de sentir as primeiras dores?

Essa visão do parto como algo negativo está muito presente também entre os profissionais da saúde. Convencidos de que a cirurgia é a melhor opção, muitos obstetras que atendem nas melhores maternidades do país desistiram de acompanhar partos. As estatísticas não deixam dúvidas: nas cinco mais conceituadas maternidades particulares de São Paulo, os índices de cesariana são superiores a 80%, segundo os números do Sistema de Informações de Nascidos Vivos (Sinasc). A taxa recomendada pela Organização Mundial da Saúde (OMS) é de no máximo 15%. A realidade não é muito diferente em outras cidades do Brasil.

No entanto, são raros os médicos que falam disso às claras para suas pacientes. O que mais se encontra são discursos pró-parto normal. Falas vazias, contrariadas pela prática cotidiana, que induz à cesárea sem motivo, com dia e hora marcados. Ao longo da pesquisa para este livro, conhecemos inúmeras mulheres que caíram na cirurgia sem necessidade. Algumas levaram anos para digerir a frustração de terem sido privadas de um importante momento de sua vida. Felizmente, muitas conseguiram o parto que sonhavam, depois de uma, duas ou até três cesáreas, contrariando todos os que lhes disseram ser algo impossível.

Os mecanismos que levaram ao atual cenário são complexos, e devem ficar um pouco mais claros com a leitura deste livro. Embora tenhamos optado por não aprofundar a discussão sobre o modelo obstétrico brasileiro, algumas pistas que ajudam a entendê-lo melhor surgem ao longo dos relatos. Sabemos que destinar à medicina o papel de vilã e às mulheres o de vítimas seria simplificar demais a questão. Por outro lado, não aceitamos a visão corrente de que só o médico saberá dizer o que é melhor para cada uma, cabendo a ele a última palavra.

O direito de escolher como quer dar à luz é da mulher. Mas esse direito fica seriamente comprometido quando a informação que ela recebe se baseia na experiência pessoal do médico e carece de comprovação científica. Como é o caso da maioria das intervenções de rotina praticadas diariamente nos partos hospitalares. Soro com hormônio para acelerar as contrações e cortes na vagina para facilitar a saída do bebê são exemplos de procedimentos que deveriam ser adotados com extrema cautela. Ao invés disso, fazem parte do pacote padrão imposto à maioria das mulheres nos hospitais.

Para poder escolher, é preciso primeiro dispor de informação de qualidade. Isso, que se tornou artigo raro nas consultas de pré-natal, está disponível gratuitamente nos grupos de apoio espalhados pelo Brasil, nos quais grávidas, mães e seus parceiros se reúnem para trocar experiências.

Como pais, buscamos ajuda no Gama (Grupo de Apoio à Maternidade Ativa), em São Paulo, pouco antes do nascimento de nosso primeiro filho, Arthur, em novembro de 2007. As informações a que tivemos acesso por intermédio desse grupo nos deram tranquilidade para que ele nascesse em um parto natural na água. As histórias que ouvimos e as pessoas que conhecemos nas reuniões, aí incluídas as protagonistas deste livro, nos ajudaram a construir a nossa própria narrativa, que você vai ler a seguir, no primeiro capítulo, e também no epílogo.

No dia em que nosso filho completava dois meses, registramos o parto domiciliar de Denise. Quatro dias depois foi a vez de Vanessa, que teve um parto hospitalar rápido e tranquilo. Publicadas inicialmente no Fotogarrafa, o site de fotografia do autor, essas primeiras fotos despertaram reações muito positivas, que nos incentivaram a continuar. Renata foi a última personagem que convidamos a participar do projeto. Daí em diante, à medida que as imagens se tornavam conhecidas no grupo de gestantes, as próprias mulheres passaram a nos procurar. Foi assim com Andréia, Josy, Isadora e Erika.

Nesse ponto, com a ajuda do acaso, já havíamos reunido uma boa variedade de partos: hospitalares e domiciliares, assistidos por médicos e por parteiras, de primeiro, segundo e terceiro filho, com analgesia e sem ela. A maioria, porém, com atendimento particular. A única exceção era Josy, que optara por um parto domiciliar, tendo como plano B um hospital público, para onde foi transferida após muitas horas de trabalho de parto em casa.

Faltava uma opção 100% pública. Sabíamos que a melhor alternativa oferecida pelo SUS era a Casa do Parto de Sapopemba. Encontramos Eva, que lá pretendia ter seu filho, em uma lista de discussão na internet. Pedro nasceu na Páscoa de 2009. Com sua história, pensávamos em terminar este trabalho. O tempo passou e, em setembro de 2010, quando ainda não havíamos finalizado a edição, outro Pedro nasceu. Em um parto íntimo, na sala de sua casa, na presença do irmão Arthur, então com três anos. Agora sim: com essa história, do nascimento de nosso filho mais novo, contada no epílogo, encerramos este livro.

Ao editá-lo, alinhavamos os nove partos em ordem cronológica, para que você possa refazer o nosso caminho e entender melhor os motivos de nosso segundo parto ter sido em casa, apesar da experiência tão rica no primeiro, hospitalar.

A escolha das outras oito famílias nos deu uma amostra representativa. De modo geral parecidos, cada relato tem nuances únicas, que formam um bom panorama do parto humanizado, entendido como aquele em que a mulher é a protagonista.

Produzido por um casal de jornalistas – uma repórter e um fotógrafo –, este livro tem um caráter documental. As cenas são reais, aconteceram na sequência em que estão publicadas, e com o mínimo possível de interferência. Os depoimentos foram colhidos meses depois, em entrevistas gravadas, realizadas na casa de cada personagem.

Diferentemente dos relatos de parto escritos pelas próprias mães, os depoimentos a seguir passaram por um processo de edição, a critério da autora. O texto final foi aprovado por todas, como manifestação fiel de seu ponto de vista.

Os casais acompanharam cada etapa de produção, tiveram acesso prévio às fotos e aos textos e autorizaram a sua publicação. Concordaram em compartilhar momentos tão íntimos para oferecer a outros a mesma possibilidade que tiveram: viver um parto com prazer.

Este livro não teria sido possível sem a generosidade dos profissionais que atenderam os partos e que não só nos apresentaram os bastidores do movimento da humanização, como também nos permitiram fotografar seu trabalho, sem impor condições ou restrições de qualquer tipo. Como o nosso foco sempre esteve na vivência das mulheres e não na atuação das equipes, optamos por não dar o nome dos profissionais nos relatos, mas apenas na página de agradecimentos, como expressão de nosso reconhecimento e gratidão.

Todos os partos aconteceram na cidade de São Paulo, entre novembro de 2007 e setembro de 2010. Boa leitura.

LUCIANA BENATTI E MARCELO MIN

LUCIANA, MARCELO & Arthur

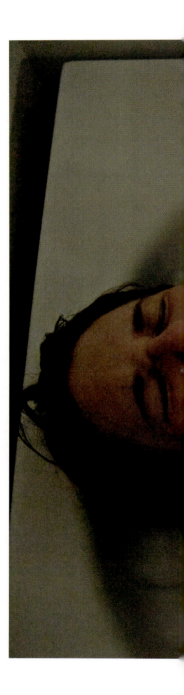

"Como a maioria das mulheres, eu queria o parto normal. No finalzinho da gravidez, depois de me informar bastante, criei coragem para trocar de médico. Marcelo apoiou a decisão. Arthur nasceu na água, na suíte de parto de uma maternidade particular."

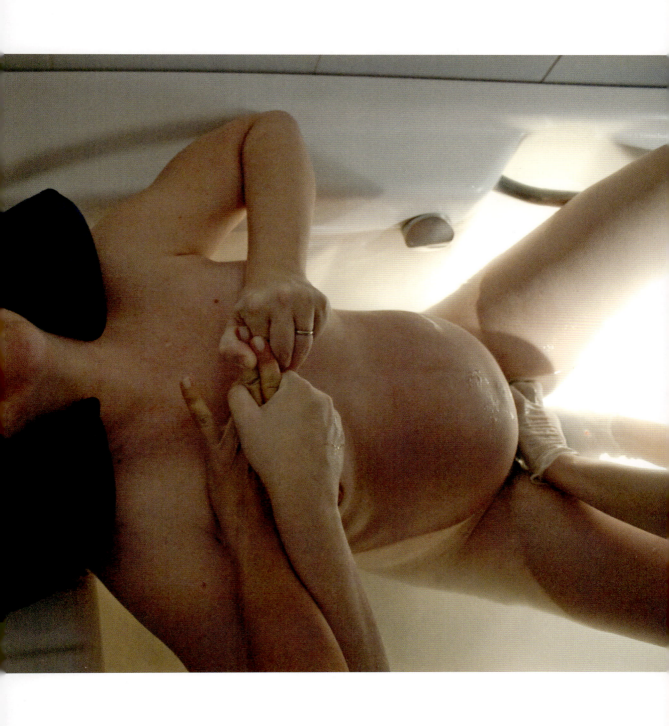

Nunca tive vontade de falar de parto. Antes de pensar em engra-
vidar, esse era um assunto incapaz de despertar meu interesse. Parto normal ou cesariana, que diferença isso faz? O que importa é o bebê nascer bem e saudável, eu pensava.

Sobre o meu nascimento, sabia apenas que tinha sido uma cesárea, por sofrimento fetal. Sempre que minha mãe falava disso, sua voz ficava embargada e os olhos cheios de lágrimas. Para mim era um grande exagero, afinal, aquele bebê em perigo sobrevivera e estava aqui, firme e forte, para ouvir a história.

O nascimento do meu irmão, um ano e sete meses depois, teve um desfecho diferente. Assim como da primeira vez, minha mãe queria muito o parto normal. E conseguiu. Mas a experiência boa teve também um lado difícil: o fórceps (instrumento metálico usado para tracionar o bebê) machucou o nariz dele, e a episiotomia (corte que aumenta a abertura da vagina) inflamou alguns dias depois do parto.

Minha primeira gravidez, aos 32 anos, foi desejada e planejada, embora eu tenha passado boa parte da vida dizendo a mim mesma, e a quem perguntasse, que não queria ter filhos. A mudança aconteceu, de uma hora para a outra, pouco antes de completar trinta anos.

Quando resolvi engravidar, minha primeira providência foi marcar uma consulta com a ginecologista do plano de saúde. Embora eu costumasse visitá-la uma vez por ano para os exames de rotina, as consultas eram rápidas e não tínhamos nenhum vínculo especial. Pouco tempo depois, agendei um horário com minha médica de confiança, em Campinas, SP, onde nasci.

A primeira encaminhou-me para os exames de praxe e me receitou ácido fólico (vitamina essencial para o desenvolvimento do feto). A segunda, com quem tenho uma relação de muita confiança, conversou bastante comigo sobre a gravidez. Pedi-lhe que me indicasse um obstetra em São Paulo, já que não gostaria que o parto fosse feito pela médica do convênio. Para minha surpresa, em vez de um médico em especial, ela me recomendou procurar uma ONG chamada Coletivo Feminista. Na hora não entendi muito bem por quê.

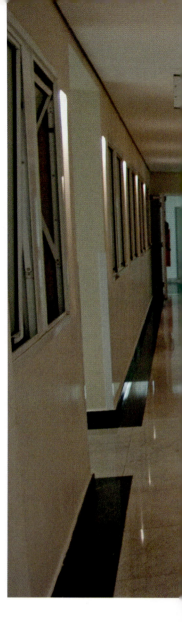

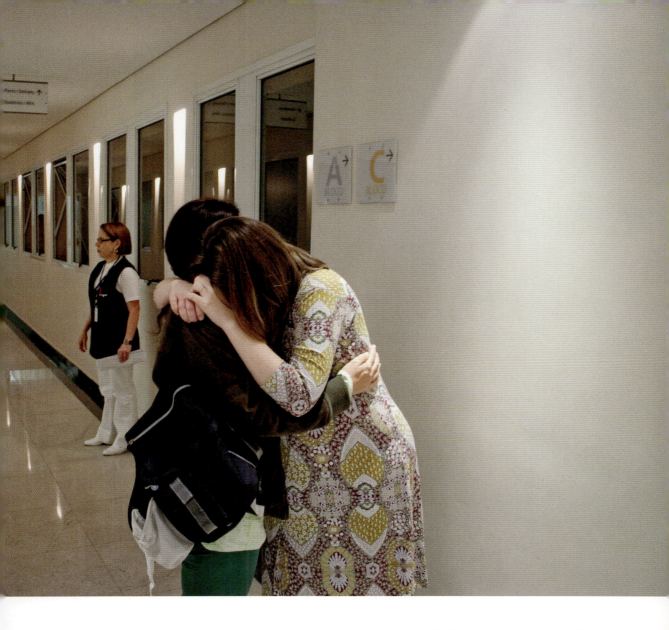

21:30 • Entrada na maternidade

A doula foi a primeira a chegar. Encontrá-la sorrindo no saguão me tranquilizou. A bolsa havia rompido em casa, cerca de uma hora antes, e as contrações vinham fortes. Reclamei de dor e ela disse com voz suave que era o meu corpo se preparando para a chegada do bebê. Depois do exame de admissão, que confirmou o trabalho de parto, caminhamos até a suíte de parto normal, nos abraçando a cada contração.

Depois, com uma rápida busca no Google, cheguei ao site do Coletivo Feminista Sexualidade e Saúde, com sede em São Paulo, repleto de informações sobre parto, que já naquela época considerei bastante consistentes. Era mesmo um ótimo ponto de partida. Começava assim, um ano antes de engravidar, minha busca por uma boa experiência de parto.

Um mundo novo

Estava muito inclinada a ter um parto normal, mas não fazia ideia do que fosse o parto humanizado (que respeita o protagonismo da mulher e o ritmo natural do nascimento), alternativa proposta pelo Coletivo Feminista e por outros grupos que descobri a partir dele, como o paulistano Gama (Grupo de Apoio à Maternidade Ativa) e a rede de mulheres Parto do Princípio, com participantes em todo o país.

Nunca tinha ouvido falar, por exemplo, que o parto normal hospitalar inclui várias intervenções médicas de rotina, muitas vezes realizadas sem real necessidade. A raspagem dos pelos pubianos e a lavagem intestinal, exemplos sempre mencionados, eram procedimentos desconfortáveis que eu até conseguia engolir, mas a episiotomia, praticada na maioria dos partos normais, me dava arrepios. O tal corte na vagina parecia ser um preço muito alto a pagar para ter um filho de parto normal.

Num site chamado Xô Episio, criado por mulheres contrárias à prática, li que esse corte não só é desnecessário como também danoso ao corpo da mulher. No início, desconfiei. Quer dizer então que os médicos cortam a vagina das parturientes sem necessidade? E que isso pode prejudicar a vida sexual delas depois do parto? Difícil acreditar que um profissional de saúde faça uma intervenção numa parte tão delicada do corpo feminino sem ter razões cientificamente comprovadas para isso. Será que esse pessoal do parto humanizado não era muito radical? Não haveria certo exagero?

Envolvida com a correria do dia a dia, no entanto, não me aprofundei na pesquisa. Na verdade, achava que era muito cedo para pensar no assunto. Se eu ainda nem estava grávida, por que começar a me preocupar com o parto?

Grávida, e agora?

Meses depois, com o resultado positivo em mãos, não sabia como iniciar o pré-natal. A médica do convênio só tinha horário para dali a uns quarenta dias. E eu não pretendia esperar tanto. Peguei o livrinho do plano de saúde e percorri os nomes e endereços dos obstetras um a um. Selecionei os que tinham consultório na minha região da cidade e fiz uma busca na internet pelo nome dos médicos. Descobri que três deles eram professores universitários,

22:12 • Massagem nas costas

A função da doula é oferecer suporte físico e emocional à mulher durante o trabalho de parto. Isso inclui sugerir posições mais confortáveis e fazer massagens. Minutos depois de entrar na suíte de parto, eu já estava no chuveiro, aliviada com a água quente que escorria pelas minhas costas. Por instinto, comecei a fazer movimentos circulares com o quadril sobre a bola de exercícios, o que tornava a dor mais suportável.

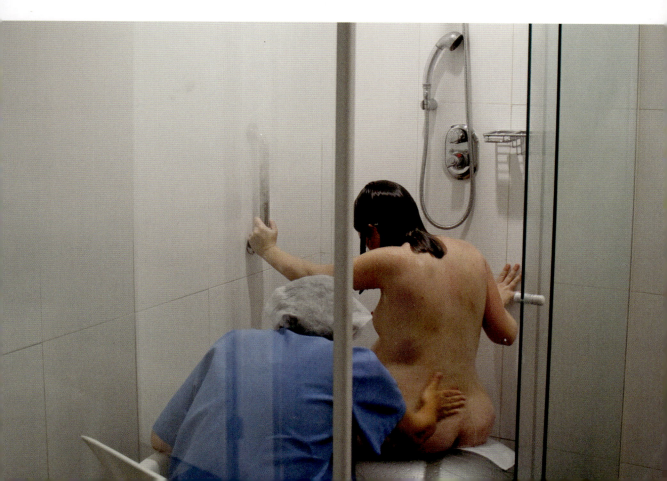

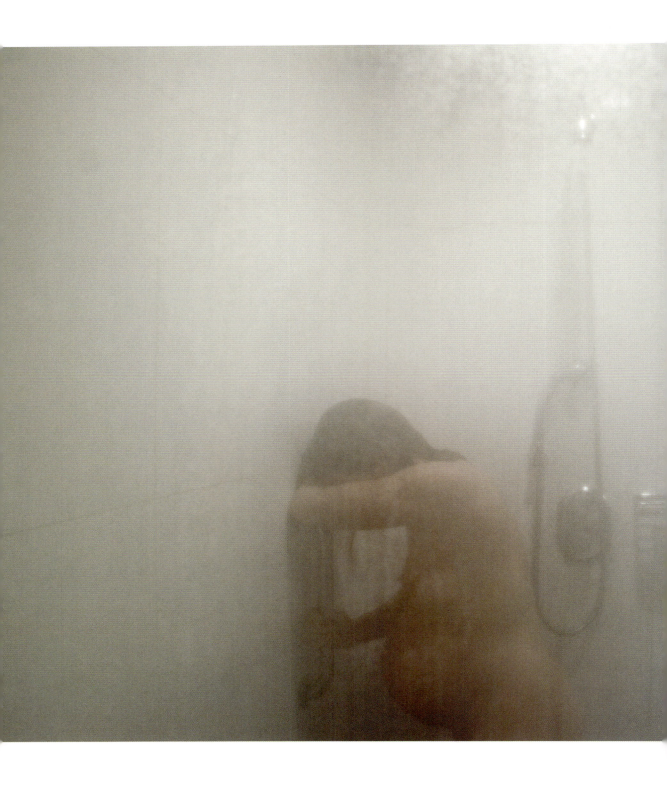

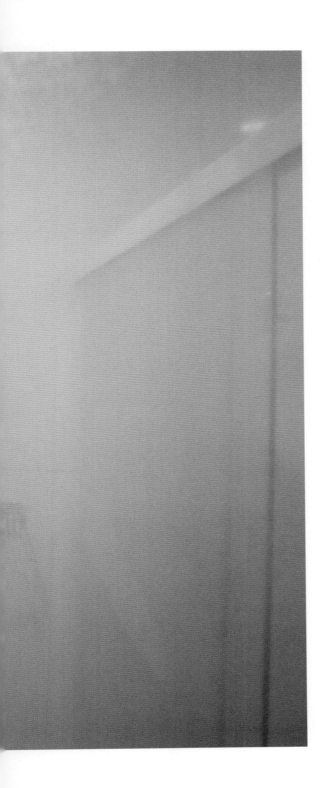

22:21 • Cara a cara com a dor

Embora curta, a transição é a fase mais dramática do trabalho de parto. As contrações ficam mais intensas, e a descida do bebê aumenta a pressão sobre a musculatura pélvica. É quando muitas mulheres se desesperam e acham que não vão aguentar. Envolta em uma nuvem de vapor, eu só pensava que, a cada contração, estava mais perto de ter meu filho nos braços.

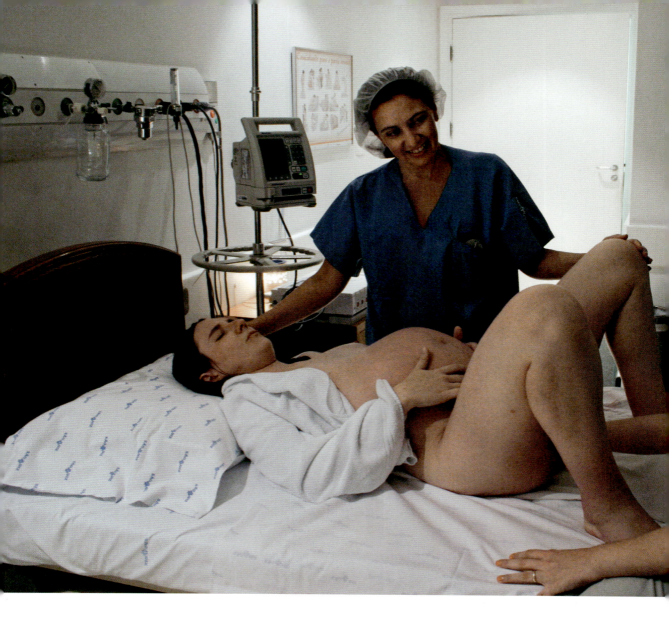

22:24 • A dilatação

Saí do chuveiro para um exame feito pela enfermeira obstetra do hospital, que constatou sete centímetros de dilatação, colo do útero fininho e bebê bem baixo. Por telefone, a doula repassou as informações para a médica – que estava a caminho do hospital. A doula sugeriu que eu fosse para a banheira. Quando entrei na água, a sensação de bem-estar foi indescritível. Logo começaram os puxos, uma vontade incontrolável de fazer força.

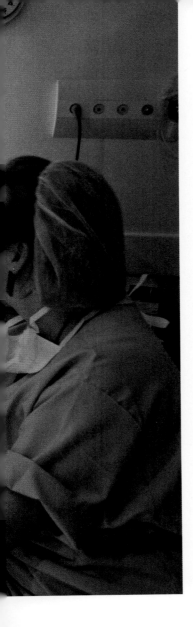

com bons currículos na área de pesquisa. Liguei para os três. O primeiro a ter horário foi o escolhido. Na época, achava que essa triagem fosse mais que suficiente. Sem dúvida, com aquele currículo, o médico era experiente. Para ele, um parto normal não seria nenhum bicho de sete cabeças...

Logo na primeira consulta, toquei no assunto apenas para me certificar de que ele atendia partos normais, pois já tinha lido que alguns médicos só faziam cesáreas. "Sim, claro, parto normal é o melhor que existe", ele disse. Refiz a pergunta com outras palavras, para ver se ele entrava em detalhes. "Parto normal é o melhor para a mãe e o bebê", reafirmou o médico. Categórica, a resposta colocou um ponto final nesse assunto. E pôs fim também às minhas dúvidas. Ainda que temporariamente. De fato, não fazia sentido um bom médico se recusar a oferecer um tipo de assistência que é reconhecidamente o melhor. Feitos os exames de rotina, nenhum problema encontrado, fui para casa feliz com o médico e a primeira consulta.

No entanto, à medida que a barriga crescia, aumentavam minhas incertezas. A cada mês, chegava ao consultório com uma porção de dúvidas. E saía insatisfeita com as respostas sempre vagas do médico. No fundo, esperava mais de um pré-natal do que apenas exames físicos. Peso, pressão, medida da altura uterina (feita em todas as consultas com a fita métrica na barriga, para acompanhar o desenvolvimento fetal), tudo muito importante. Mas eu sentia falta de conversar sobre as transformações que aconteciam no meu corpo e na minha cabeça, de falar sobre o momento do parto, de expor minhas inseguranças e ser acolhida. Mas não encontrava nele um interlocutor. Suas respostas eram curtas e diretas, seguidas de um inevitável "e o que mais a senhora quer saber?". Contentava-me com a informação de que tudo corria bem com a gestação e com o bebê. E era sempre muito emocionante ouvir o coraçãozinho dele batendo acelerado durante o exame.

Na época, conseguia me conformar com essa forma de atendimento. Além de um pouco mais de informação, me faltava coragem para dizer a mim mesma que eu merecia participar mais ativamente das decisões sobre a minha gravidez e o parto. Uma postura hesi-

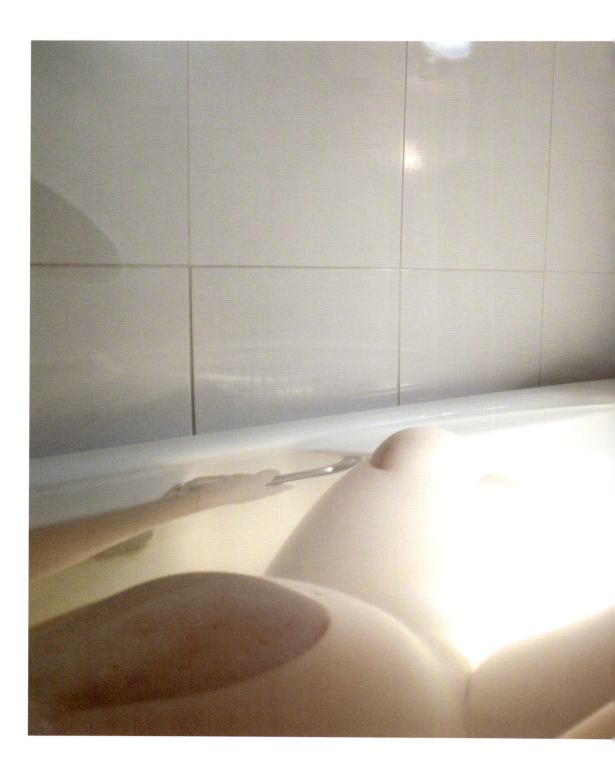

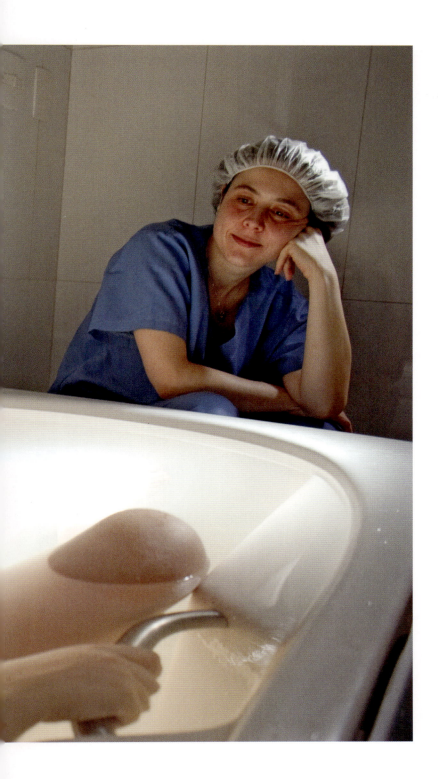

01:26 • Saber esperar

Se a mãe e o bebê estão bem, não há motivo para acelerar o processo com intervenções médicas. Enquanto esperávamos, reinava o silêncio, quebrado vez ou outra pelo barulho dos meus movimentos na água. Sentada junto à banheira, a médica me observava. De tempos em tempos, monitorava o coraçãozinho do bebê. As contrações chegavam de mansinho, ficavam cada vez mais fortes e iam embora.

tante que não é difícil de entender: imagina ter de mudar de médico àquela altura do campeonato? Com tudo planejado, todos os arranjos feitos, inclusive os financeiros? E assim fui levando até que um dia o momento do parto, que sempre me parecera distante, ficou assustadoramente próximo: só comecei a pensar de fato no assunto depois da 30ª semana, ou seja, transcorridos três quartos da gestação.

Antes, parecia ligada numa espécie de piloto automático. Foi assim que escolhi o hospital onde pretendia ter o bebê. O médico atendia em duas maternidades top de linha de São Paulo, ambas cobertas por meu convênio. Deixou-me à vontade para decidir qual. Marcelo e eu reservamos uma manhã de domingo para conhecê-las. Lembro que minha gravidez de 18 semanas ainda era quase imperceptível, o que me deixou um pouco frustrada diante do barrigão da outra gestante que fez a visita conosco.

O ambiente de uma das maternidades me lembrou uma famosa mostra de decoração que muitas vezes visitei como jornalista: um cenário lindo e moderno, porém frio e impessoal. Nem pensamos muito: optamos pela outra, que nos pareceu mais simples e acolhedora. Não nos ocorreu perguntar nada sobre os procedimentos de rotina do hospital, aos quais eu e o bebê estaríamos sujeitos. Na verdade, nem sabíamos de sua existência.

Quando completei 33 semanas, fizemos um curso de preparação para o parto e cuidados com o recém-nascido na maternidade escolhida. Nunca tinha visto tantas grávidas. Muitas levantaram a mão quando a enfermeira perguntou quem ali queria o parto normal. Fui uma delas. Para mim, bastava querer – e combinar isso com o médico – para dar tudo certo.

Achava também que parto normal era sempre igual, que só havia um jeito de ter o bebê: no hospital, com anestesia, deitada numa cama, com as pernas para cima e o médico gritando: "Força!". E desconhecia a existência de procedimentos médicos usados indiscriminadamente para acelerar o trabalho de parto, como a administração de soro com ocitocina (medicamento para aumentar a frequência e a força das contrações). Mas nada disso foi abordado nos dois dias de curso.

02:19 • Momentos finais

A equipe completa – obstetra, assistente e doula, além da pediatra – estava ao meu redor quando o cabelinho do bebê começou a aparecer. As dores nem eram mais tão fortes, mas o cansaço incomodava. Cheguei a achar que não teria forças para continuar, mas os incentivos do Marcelo e da equipe me devolveram a confiança. Eu, que sempre fui avessa a esportes, me sentia participando de uma maratona: muito cansada, mas com energia para dar uma arrancada final e completar a prova.

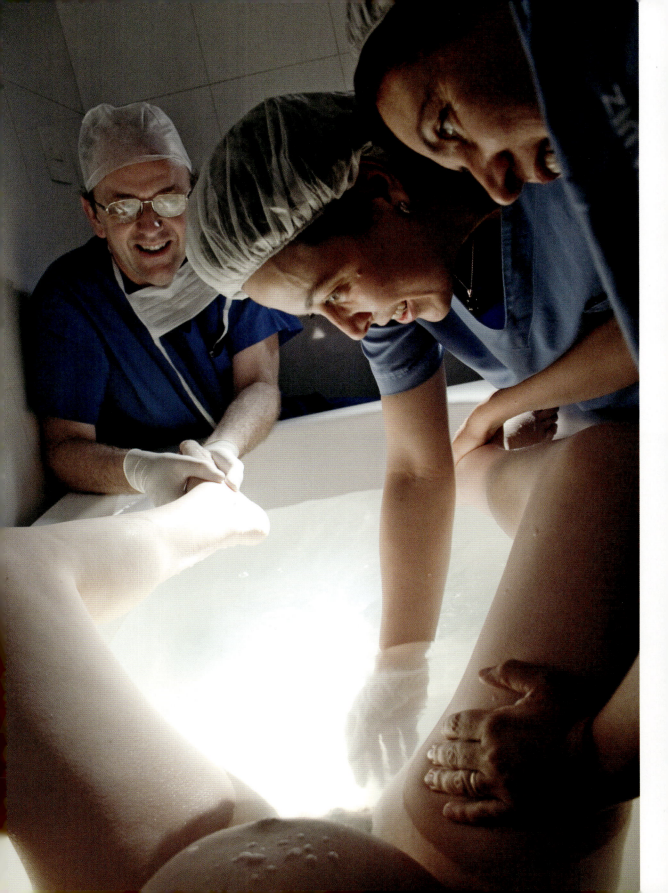

Tempo de despertar

Assim cheguei, feliz e desinformada, à reta final da gestação. Foi quando encontrei por acaso uma amiga jornalista. Ela me viu com o barrigão de 35 semanas e perguntou se eu queria o parto normal. Respondi que sim. "E você já conversou sobre isso com o seu médico?" Disse novamente que sim, claro, estava tudo combinado. "Mas você tem certeza? Muitos médicos dizem que fazem, mas na hora arrumam uma desculpa para a cesárea..."

02:32 • Círculo de fogo

Fechar os olhos foi a forma que encontrei de evitar distrações e voltar toda a atenção para o meu corpo. A doula permaneceu ao meu lado. De mãos dadas com ela, atravessei os momentos mais difíceis. De repente, senti tudo arder lá embaixo. Era o círculo de fogo, uma sensação que acompanha a distensão máxima do períneo. Significa que o bebê está prestes a nascer. Esqueci que havia outras pessoas na sala e um mundo lá fora.

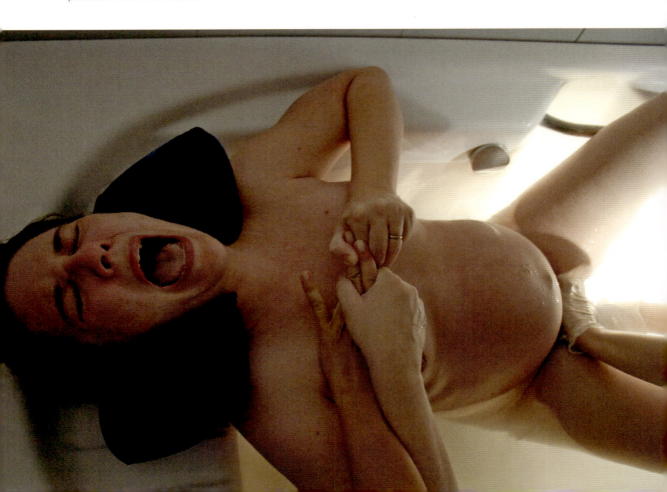

Fiquei muito irritada com a pergunta dela, duvidando da palavra do meu médico. Ela estava querendo dizer que eu me deixaria enganar? Preferi ignorar o comentário. Minha amiga entregou-me então uma cópia de seu depoimento, publicado meses antes numa revista de bebês, contando como tinha superado o medo da dor, desistido da cesárea com hora marcada e optado por um parto natural. Sugeriu que eu passasse a frequentar as reuniões do Gama, o grupo de apoio que eu já conhecia da internet, e me deu o telefone da médica que havia acompanhado o parto dela, pouco mais de um ano antes.

Comovente, o texto era também informativo. E o melhor: fez-me sair do automático, parar e pensar. A pergunta dela, colocando em xeque o discurso do médico, ecoava na minha cabeça: "Mas você tem certeza?". Concluí que não, eu não tinha certeza. Comecei a lembrar de tantas amigas que quiseram o parto normal, tinham todas as condições para isso e acabaram em cesáreas mal explicadas. Todas atendidas por médicos em quem confiavam plenamente, em tese superfavoráveis ao parto normal e credenciados nas melhores maternidades particulares de São Paulo. Qual seria, então, o motivo de tantas cesáreas?

Mergulhei numa roda-viva de informações. Conversei com amigas, entrei em sites de grupos que defendem uma assistência humanizada ao parto, li inúmeros relatos de mulheres sobre a experiência de dar à luz. A internet está cheia de depoimentos assim. A cada dia, uma nova descoberta. Sentia como se tivesse acabado de acordar de um sono profundo.

Aos poucos fui deixando para trás minha postura passiva e assumindo o controle da situação: era o tal do protagonismo de que essa turma tanto falava. Percebi que não seria um caminho fácil. Para começar, teria de correr contra o tempo: faltava apenas um mês para o parto. O apoio do Marcelo facilitou muito as coisas. Eu poderia ter desistido se encontrasse resistência dentro de casa. Pelo contrário, ele se mostrou muito aberto a todas as informações novas, estudou bastante o assunto e bancou comigo a mudança de planos.

Seguindo a indicação daquela amiga jornalista, cheguei até uma obstetra humanizada. Marcelo foi comigo à consulta. Logo ficou clara a diferença entre esse tipo de assistência médica e a convencional. Em mais de uma hora de conversa, ela solucionou as dúvidas que eu carregava comigo havia meses. Falamos abertamente de parto e discutimos até a possibilidade de não usar anestesia, algo que eu sequer cogitara e acabaria acontecendo no meu parto. Ela me indicou também outras fontes de informação: livros, documentários e um grupo de discussão sobre gravidez e parto humanizado na internet (ver lista de indicações na página 226). Entregou-me também um cartão de gestante, com os dados do meu pré-natal.

O fato de estar a apenas quatro semanas da data provável do parto nos deixou um pouco apreensivos, mas saímos do consultório dispostos a trocar de médico. O único problema é que ela não atendia por convênio, apenas particular, o que geraria uma despesa extra, não prevista até então em nosso orçamento.

Para que não restassem dúvidas de que estávamos no caminho certo, voltamos ao obstetra do meu pré-natal e fizemos perguntas mais objetivas: 1. Qual o seu índice de cesáreas? 2. Você faz episiotomia de rotina? 3. Preciso mesmo tomar anestesia? As respostas: 1. Hoje as mulheres preferem marcar a cesárea por ser mais conveniente, poder escolher a data, chamar os parentes, fazer o mapa astral do bebê. 2. Sim, claro, a episiotomia é um corte regular, facilmente suturado. Se não for feita, pode acontecer uma ruptura irregular da vagina até o ânus, mais difícil de costurar. 3. Hoje em dia não existe parto sem anestesia.

Essas respostas do médico, revelando uma forma de encarar a gravidez e o parto àquela altura bastante diferente da nossa, respaldaram a decisão de mudar de profissional. "Por que você está tão preocupada com o parto? Cuide das roupinhas e da decoração do quarto e deixe que do parto cuido eu", foi seu último conselho. Nunca mais voltei ao consultório. Ele não me procurou para saber por quê.

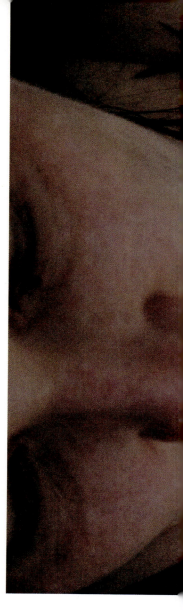

A chegada de Arthur

Um mês depois, no dia em que completei quarenta semanas de gestação, Arthur veio ao mundo num parto natural hospitalar na água, sem anestesia, sem episiotomia e sem soro com ocitocina. O trabalho de parto começou de forma espontânea em casa, a bolsa rompeu naturalmente, as contrações seguiram seu curso normal e o bebê saiu devagar, sem danos ao períneo (região entre a vagina e o ânus).

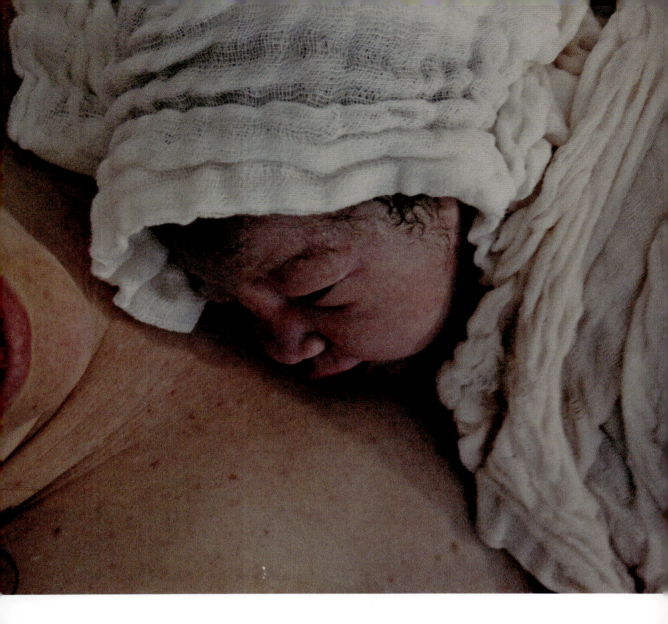

03:07 • É um menino!

Com a mão, senti o cabelinho do bebê balançando na água. Marcelo e eu havíamos optado por não saber o sexo antes do parto. Mais algumas contrações e ele estava em meus braços. Que surpresa boa ver que era um menino. Era inacreditável o que tínhamos acabado de viver. Arthur ficou um tempo grande no meu colo, quietinho, enrolado nuns panos, um olho aberto e o outro fechado. Lembro até hoje do cheirinho do seu corpo recém-nascido.

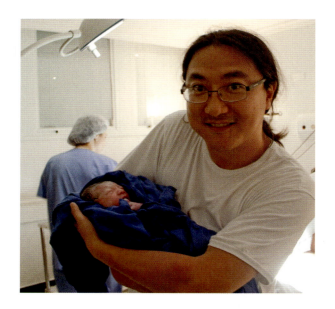

03:22 • Pai fotógrafo

Minutos depois, quando o cordão umbilical parou de pulsar, foi cortado pelo pai. Esse foi o primeiro parto que Marcelo assistiu. Saiu-se muito bem, mantendo a serenidade e me dizendo palavras de incentivo. Desse dia em diante, ele presenciaria muitos outros nascimentos. Por sua discrição ao registrá-los, ganhou das mães o título de "fotógrafo invisível".

Sempre me perguntam se senti muita dor. E a resposta mais honesta que posso dar é: sim, muita, mas não a ponto de querer uma analgesia (medicamento para diminuir a dor). Em outras palavras: a dor existe, não há como negar, mas no meu caso foi perfeitamente suportável. Para enfrentá-la, escolhi encarar as contrações como algo bom, um indício de que o meu corpo estava funcionando bem.

Lembro também que pensei muito nas minhas avós. Aurora teve sete filhos de parto normal; Antônia, onze. Se elas conseguiram, por que eu não poderia? Além disso, a presença de uma doula o tempo todo ao meu lado me deu calma e confiança para seguir em frente.

O parto na água era uma possibilidade que eu sabia que existia, mas considerava um tanto exótica. Esse pensamento mudou assim que entrei na banheira. O quarto era enorme e confortável, mas aquele cantinho do banheiro, onde passei horas imersa em água morna, me pareceu o melhor lugar para meu filho vir ao mundo da forma como eu sonhava.

O nascimento foi emocionante. E não por isso menos seguro para mim ou para o bebê: abrir mão da medicalização excessiva não significa correr riscos desnecessários. Consegui o que nem sabia que queria: fui a protagonista da minha própria história. Mais do que um simples parto normal, a chegada de Arthur foi um momento mágico, inesquecível, daqueles que fazem a vida valer a pena.

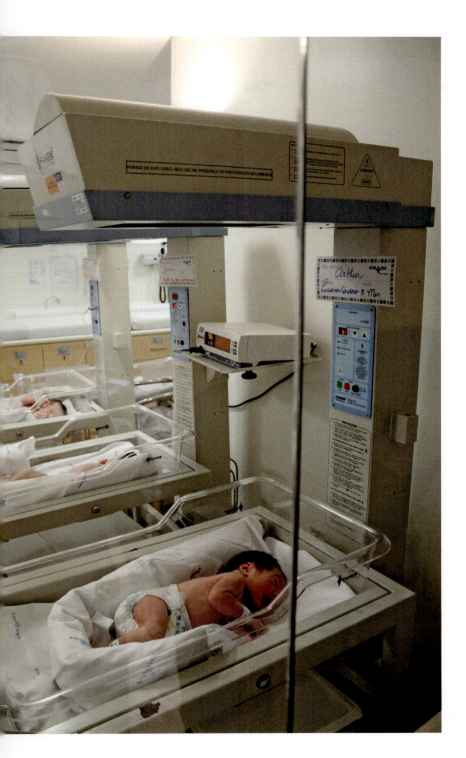

09:59 • Atrás do vidro

Sempre achei bonitinho espiar através do vidro os bebês no berçário da maternidade. Mudei de opinião quando um deles era o meu filho. Só depois do parto descobri que o período de observação no berçário é obrigatório. Naquela manhã, as avós o conheceram através da janela. Eu e Arthur só voltamos a nos encontrar cerca de dez horas depois do nascimento.

Por que sentir dor?
A anestesia não é um recurso seguro?

Cada pessoa tem seu próprio limiar de dor, e o parto é uma oportunidade única de conhecer seus limites. A anestesia deve ser evitada porque, embora relativamente segura, não é uma opção totalmente isenta de riscos. O problema mais comum – e em geral subestimado – é levar a uma cesárea de emergência. Isso acontece porque, ao interferir na evolução normal do trabalho de parto, a anestesia pode desencadear uma cascata de intervenções que culminam no parto cirúrgico. Por isso, jamais deveria ser um procedimento de rotina – aplicado em todas as mulheres ao atingirem um determinado estágio de dilatação –, mas um recurso para ser usado de forma criteriosa e com o consentimento da mulher. Banhos de banheira ou chuveiro, massagens e outras técnicas de relaxamento – os chamados métodos não farmacológicos –, bem como o suporte emocional de uma doula, são alternativas naturais muito eficientes e sem contraindicações. Por isso, deveriam ser sempre as primeiras opções.

Como posso ter um parto na água?

Pouco conhecido e muito temido no Brasil, o parto na água é uma opção disponível apenas para mulheres assistidas por equipes humanizadas. Os obstetras mais tradicionais nem consideram essa possibilidade. Na maioria das maternidades particulares, o uso da banheira é restrito ao trabalho de parto, sendo proibido o nascimento na água. Por outro lado, trata-se de uma prática muito comum nos partos domiciliares, podendo acontecer na banheira ou na piscina inflável (daquelas infantis ou nas específicas para essa finalidade). Importante: mesmo que você esteja sendo acompanhada por um profissional acostumado a auxiliar partos na água e que tenha uma banheira à disposição em casa ou no hospital, o ideal é encará-lo como uma possibilidade, não um objetivo. Há mulheres que não se sentem confortáveis para dar à luz no meio líquido. E isso só será possível saber na hora.

Meu médico diz que a episiotomia protege o períneo. É verdade?

É o que se pode chamar de meia verdade. A experiência das equipes humanizadas, que não fazem episiotomia de rotina, demonstra que a maioria das mulheres ou não sofre nenhuma laceração (lesão no períneo) ou tem lacerações menores do que o corte cirúrgico. No entanto, essa intervenção é um hábito fortemente arraigado em nossa cultura médica, que resiste apesar da existência de evidências científicas em contrário. Contudo, cabe aqui uma ressalva: não dá para deixar de fazer a episiotomia caso se pretenda lançar mão de todo o "pacote de intervenções" do parto normal padrão. Mulher deitada de costas, uso indiscriminado de ocitocina, analgesia com bloqueio dos movimentos, empurrão na barriga da mãe e a equipe toda em volta dando ordens para a mãe fazer "força comprida" e "força de cocô" são práticas catastróficas para a integridade do períneo. Nesse caso, a episiotomia pode até ser necessária para evitar danos irreparáveis a essa região.

Por que esperar o cordão parar de pulsar para só então cortá-lo?

Não existe razão para cortar o cordão umbilical imediatamente após o nascimento. No parto humanizado, isso só é feito depois que o cordão para de pulsar. Com isso, o bebê começa a respirar pelos pulmões, mas continua a receber por alguns minutos o oxigênio enviado pela placenta, o que torna essa transição mais suave e segura.

DENISE, LAURO
& Alice

"Na primeira gravidez, depois de ler uma reportagem sobre parto humanizado, procurei orientação num grupo de apoio, troquei de médica e tive Júlia em casa. Na segunda, repeti a experiência: apoiada por Lauro, dei à luz Alice no nosso quarto."

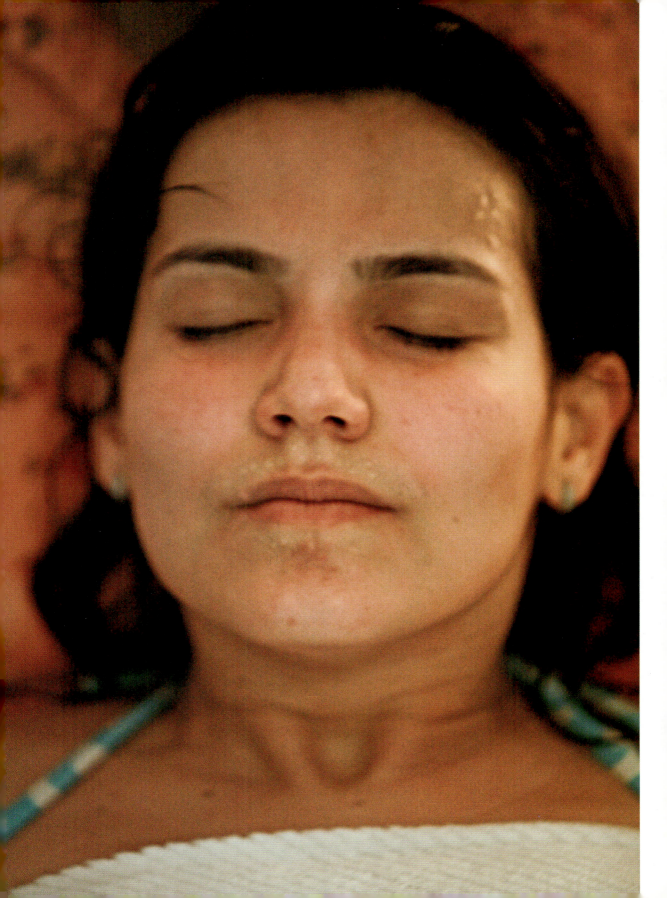

A um mês da data provável do parto, numa consulta de rotina, a médica me disse que Alice estava sentada dentro da minha barriga (o mais comum nessa etapa é que o bebê já esteja de cabeça para baixo). Duvidei: "Imagina, eu sinto chutar em cima!". Uma hora depois, o ultrassom confirmou que minha filha estava sentada, com as pernas cruzadas. Eu não conseguia acreditar. A gestação corria tranquila, engordei os mesmos 18 quilos da gravidez anterior, mas essa notícia mexeu comigo. Tinha medo de tudo dar errado e de precisar de uma cesárea depois de ter tido a Júlia, a primeira filha, num lindo parto domiciliar.

Por indicação da obstetra, procurei uma médica especialista em virar bebês com ajuda de acupuntura. Para mim, quando a pessoa está realmente disposta a ter um parto natural, qualquer sinal de luz que apareça ela agarra. Coloquei toda a esperança nessa tentativa de fazer Alice virar e realmente acreditava que ia dar certo. Nos cinco dias que antecederam a consulta, tomei muita água para aumentar o líquido amniótico e facilitar a virada, uns cinco litros por dia. O efeito era visível: minha barriga estava maior e meu umbigo, mais esticado.

Quando chegou o dia da consulta, eu estava calma. Não sentia o menor medo. Como o Lauro tinha uma reunião no trabalho, fui sozinha. Eu sabia que essa manobra poderia desencadear o trabalho de parto. Mas não era problema, afinal eu já estava de 38 semanas. E, no fundo, achava que nada de errado ia acontecer. Tinha certeza de que ficaria tudo bem.

Se não desse certo, até toparia tentar um parto pélvico (com o bebê sentado no interior do útero, o bumbum é a primeira parte do corpo a sair). Mas neste caso iria com medo, porque duas grandes amigas já haviam tentado, lutado muito e terminado em cesárea. Mesmo assim, pensei: vou fazer de tudo para o bebê virar; se não tiver jeito, que seja o parto pélvico.

A médica acupunturista, que só conheci na hora, era muito séria e quieta. Mas que mulher poderosa! Primeiro ela conferiu a posição do bebê pelo ultrassom. Depois de algumas agulhadas chatas no meu dedinho do pé, levantou o bumbum da Alice

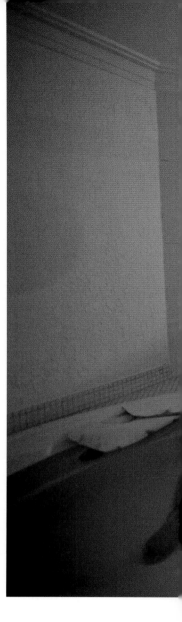

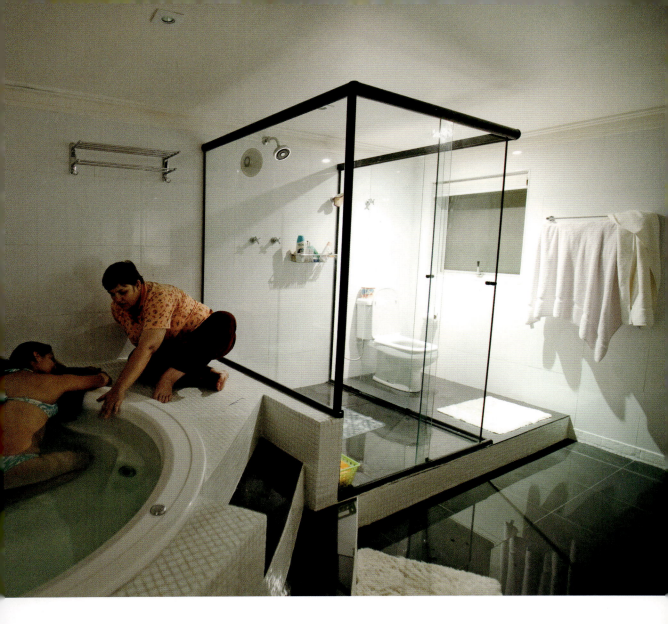

01:11 • Tranquila na banheira

No primeiro parto, eu não sabia o que fazer durante as contrações. Era como se tivesse de suportar aquela dor. Dessa vez fiz diferente. Tentei me concentrar, ou até me desligar, porque acreditava que doeria menos se estivesse atenta à respiração. Deu certo. Curti muito essa fase, em que passei horas mergulhada na banheira em companhia da doula.

e empurrou a cabeça dela para baixo. Conseguiu na primeira tentativa! Não senti dor nenhuma, só a pressão das mãos dela na minha barriga. E Alice deu uma cambalhota lá dentro.

Embora minha filha fosse grande – nasceu com 3,950 quilos –, não a senti virar. Tanto que, quando a médica falou: "Virou!", eu falei: "Não virou!". Ela então pegou o aparelho de ultrassom, colocou na minha barriga e lá estava minha filha, de cabeça para baixo. Saí feliz da vida. Liguei para o Lauro, para a médica e a doula contando a novidade. Estava radiante.

Depois da manobra, brinquei que ficaria três dias sem tomar água, me tornaria uma uva passa e não daria espaço para Alice desvirar. Não seria preciso, vi depois: Alice ficou quietinha no lugar até nascer. Então foi tudo muito tranquilo e o parto pôde ser feito em casa, como eu havia planejado.

A primeira gravidez

Três anos antes, quando aos 26 engravidei da Júlia, eu costumava me consultar com uma médica de quem não era muito próxima. Como não sou de São Paulo, cheguei a ela por indicação de uma amiga e nunca estabeleci uma relação de confiança. Comecei com ela o pré-natal, mas as consultas não eram o que eu esperava. Só não estava muito claro para mim qual era o problema. Eu imaginava que ela me falaria mil coisas do parto, mas não. Eu queria saber, perguntava, a médica não respondia. Saía pela tangente: "Tem que tomar vitamina! Vamos pesar? Nossa! Você engordou muito". Era só isso. Como se o parto fosse um assunto dela e que eu só saberia na hora. Como se não tivesse nada para falar sobre isso. Tudo me parecia estranho: como é que eu estava grávida e a médica não me dizia nada sobre o parto?

Já estava de seis para sete meses quando, numa manhã de domingo, ao tomar café com o Lauro, ele me mostrou uma reportagem sobre parto natural. Na hora, lendo aquilo, todas as minhas fichas caíram. "É isso!", pensei. Entendi sem nenhuma hesitação o que estava faltando, o que não estava certo com o meu pré-natal.

Tinha certeza de que alguém citado naquela matéria poderia me ajudar. No dia seguinte, liguei para a doula mencionada ali. "Como a médica não me fala nada, vou fazer um curso", planejei. A doula me atendeu muito bem e de cara me deu uma esclarecida geral sobre o tema. Com muito foco, explicou tudo o que poderia ou não acontecer no parto, falou que não existia uma regra sobre o número de horas que durava o trabalho de parto e explicou o que aconteceria, por exemplo, se a bolsa (bolsa das águas, que contém o líquido amniótico) rompesse... Também indicou dois médicos humanizados, um homem e uma

01:36 • De olhos fechados

Ficamos conversando, rindo e contando histórias por um bom tempo. Eu estava tão bem, com o Lauro, a médica e a doula por perto... Quando vinham as contrações, me concentrava e respirava forte. Isso fez toda a diferença. As contrações mais fortes já começavam a vir, mas dessa vez eu sabia lidar com elas.

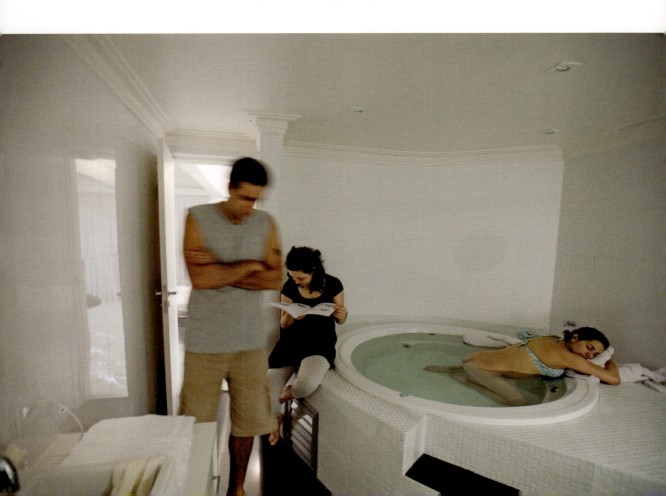

mulher. Preferi a mulher, com quem me sentiria mais à vontade. E, além disso, era quem atendia mais perto de casa. Não tive dúvida: mudei de obstetra.

As consultas com a nova médica eram totalmente diferentes das anteriores. A começar pela postura dela, que me tratava de igual para igual e esclarecia tudo que eu queria saber. Comecei também a frequentar as reuniões de um grupo de apoio, toda quinta-feira à noite. A cada semana aprendia alguma coisa nova. Minha sensação era de alívio: "Agora estou em boas mãos".

Parto em casa?

Nessa mesma época, quando comecei a participar de uma lista de discussão na internet, eu nem sabia da existência do parto domiciliar. Ao ouvir isso, pensei: "Nossa, tem gente que tem filho em casa, que loucura!". Nunca pensara nessa possibilidade. Um mês depois eu já lera todos os relatos de parto em casa, que não eram muitos, pois esse movimento estava apenas começando. E assim vi surgir em mim uma vontade meio inconsciente de ter minha filha num parto domiciliar.

Mesmo assim, resolvi conhecer o hospital onde pretendia fazer o parto. Lá fui tratada como uma incapaz: "Ai, mãezinha. Vem cá, mãezinha". Na visita fui ficando cada vez mais irritada com esse tratamento. Saí de lá e pensei: "Vai nascer em casa e ponto!". No mesmo dia falei para o meu marido: "Lauro, sem chance de ser no hospital. Vamos fazer em casa?". Ele disse: "Se você topa, eu estou tranquilo". "Então vai nascer em casa e acabou", decidi.

Em março de 2005, Júlia nasceu em casa, depois de um trabalho de parto que começou de madrugada, atravessou um dia inteiro e terminou às 22:40 horas, quando eu já estava exausta, sem dormir fazia muito tempo. Ela parou de chorar logo que veio para o meu

02:01 • Preparo importante

Em nenhum dos dois partos, mesmo com a dor que senti, me passou pela cabeça a possibilidade de ir para o hospital tomar anestesia. Seria como bloquear um caminho a ser percorrido. Queria sentir minhas filhas nascerem, participar desse processo. Quando a mulher está preparada, fica tranquila para viver tudo isso. Acredito que o mesmo vale para o marido.

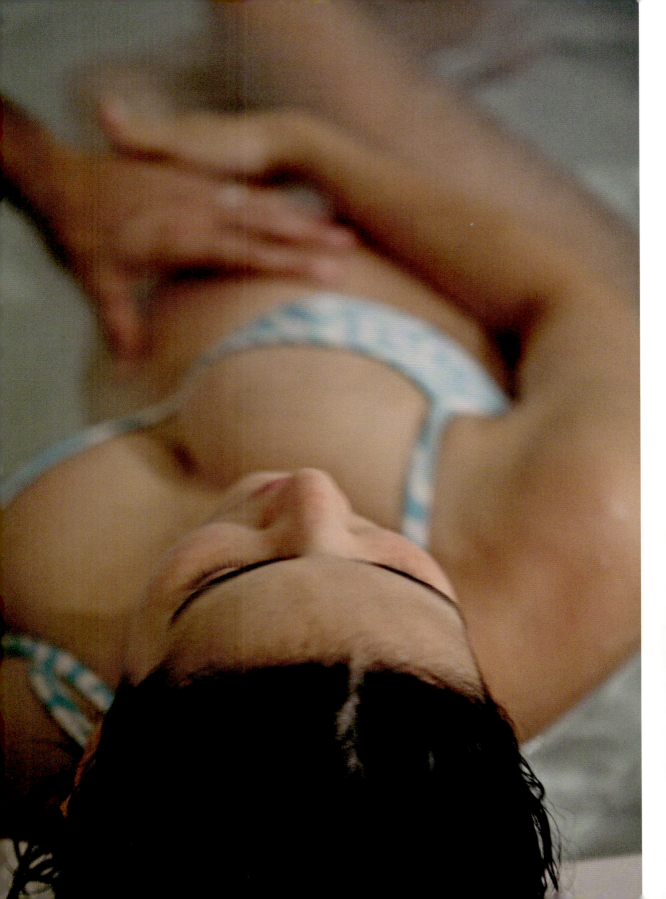

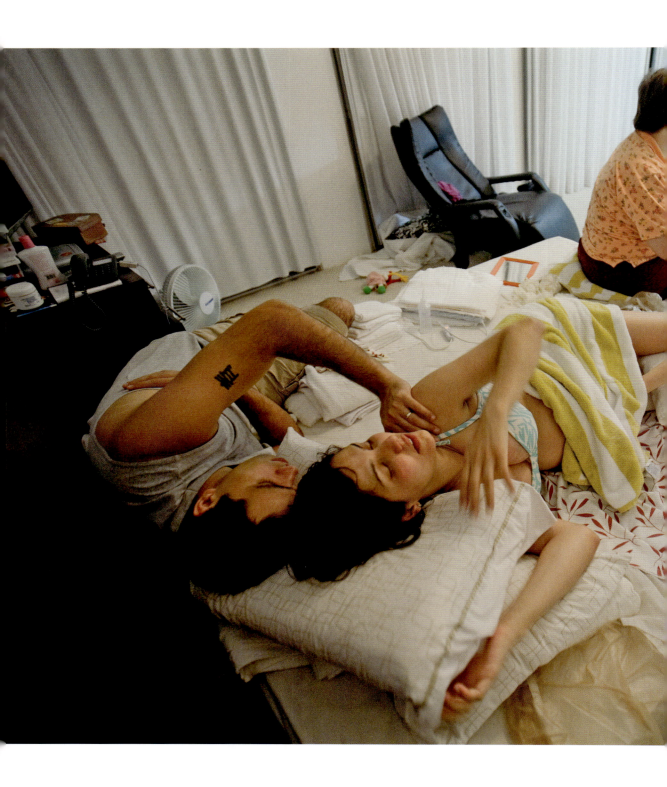

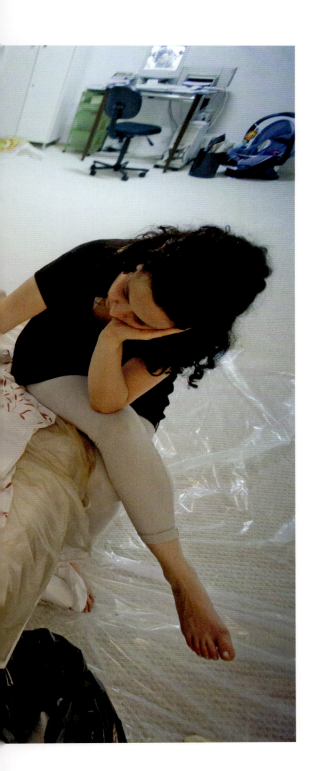

02:44 • Massagem na cama

Cerca de uma hora antes de minha filha nascer, comecei a me incomodar. Não queria mais ficar na banheira. Sentei então na banqueta de parto. Da banqueta passei para a cama, com cãibras. Sentia uma dor fraquinha no corpo inteiro, acredito que por causa do cansaço. A médica e o Lauro me faziam massagens. O pediatra já tinha chegado, mas a meu pedido ficou na sala e só entrou no período expulsivo (a fase final do parto, em que a mulher sente vontade de fazer força para expulsar o bebê).

colo e fixou os olhinhos em mim. Foi maravilhoso sentir seu corpo ainda quentinho. A felicidade daquele momento é indescritível. Tudo aconteceu como eu esperava e sonhava.

A chegada de Alice

É difícil separar um parto do outro, porque, embora tenham sido duas experiências únicas, na minha cabeça há uma continuidade entre eles. Se você conversar com mulheres que tiveram mais de um filho, vai perceber que um parto é sempre muito diferente do outro. Porque nós mudamos. Na primeira vez, temos mil medos que, na segunda, desaparecem. No primeiro parto fui pisando no freio. No segundo, já sabia como era. E me joguei.

Com Alice de cabeça para baixo, em posição de nascer, passei um final de ano tranquilo. Em janeiro, a cidade estava vazia e silenciosa. Ao contrário do que fazemos todos os anos nessa época, não fomos viajar. Eu queria ficar em casa sossegada, com meu marido e minha filha. E assim permaneci até o dia em que começaram as contrações, no início fracas e irregulares. Fiquei animada, mas, quando percebi que a intensidade não aumentava, relaxei. Era domingo e fomos comer pizza na casa de amigos. Ao voltarmos, já estavam mais fortes.

No dia seguinte, passaram a incomodar um pouco. Como eu já tinha vivido um trabalho de parto, sabia que ainda faltava percorrer um longo caminho. No final da tarde, as contrações ficaram bem mais fortes. Liguei para a médica e a doula, avisei que Alice estava querendo nascer. Eu sabia que precisava descansar: meu único erro no primeiro parto tinha sido não dormir na noite anterior, de tanta alegria por estar com contrações, o que me deixou exausta.

Consegui cochilar, ainda sem ter certeza de que era de fato o trabalho de parto. Liguei de novo para a médica e ela me pediu para anotar o número de contrações em uma hora. Fiz isso e lhe falei em seguida por telefone: estavam regulares, mas absolutamente tranquilas. Mesmo assim, ela achou melhor avisar a doula a já ir para a minha casa.

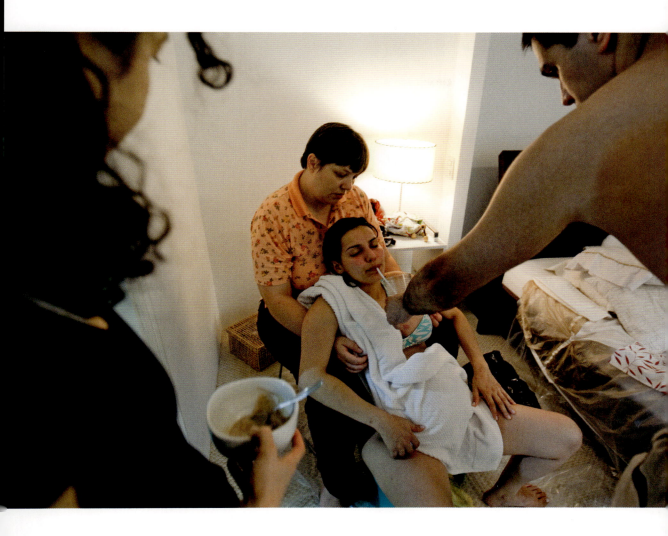

03:31 • Comer e beber

Sentei novamente na banqueta achando que minha filha já ia nascer. Deram-me uma colher de sorvete e lembro de ter reclamado. "Ai, isso é muito doce!". A doula respondeu: "É essa a ideia!", ou seja, me dar energia. Preferi tomar um pouco de água de coco. O colo da doula era tão bom que dava vontade de ficar nele para sempre.

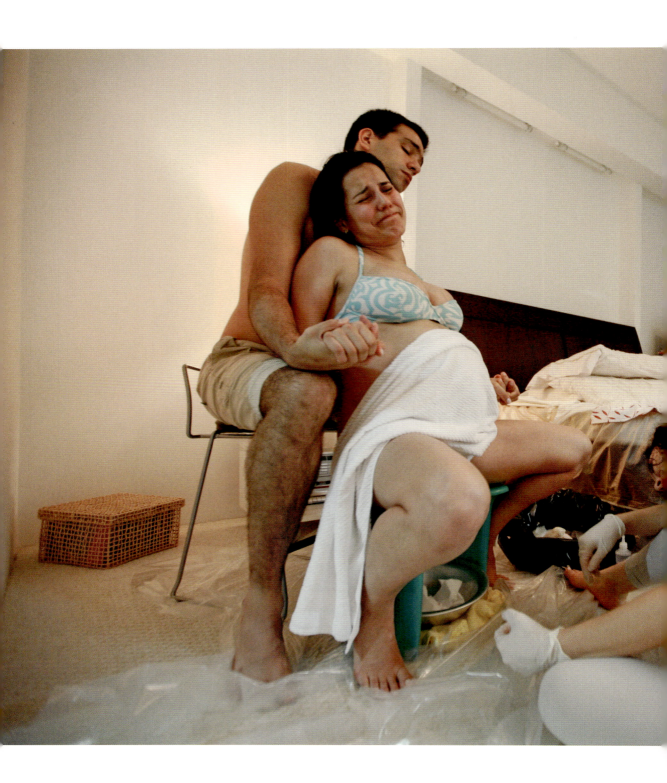

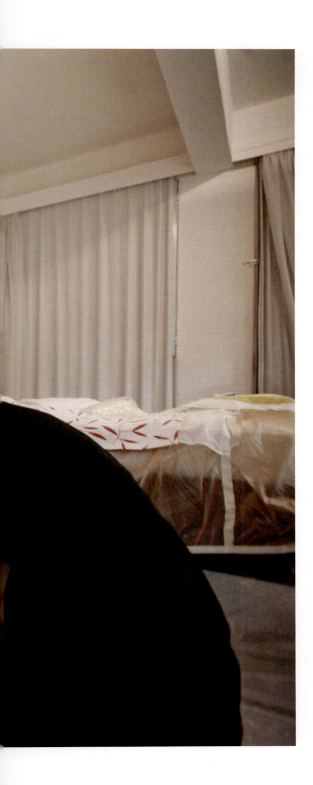

03:59 • Na vertical

A dilatação demorou, mas quase não senti dor. No final, sim: tive algumas contrações bem fortes e doloridas. Essa fase foi meio agoniante: eu não achava posição, estava desconfortável. Até que finalmente comecei a sentir a Alice descer, meu corpo empurrando o dela para baixo. O incômodo passou. Estava acabando. Era só fazer força para minha filha nascer.

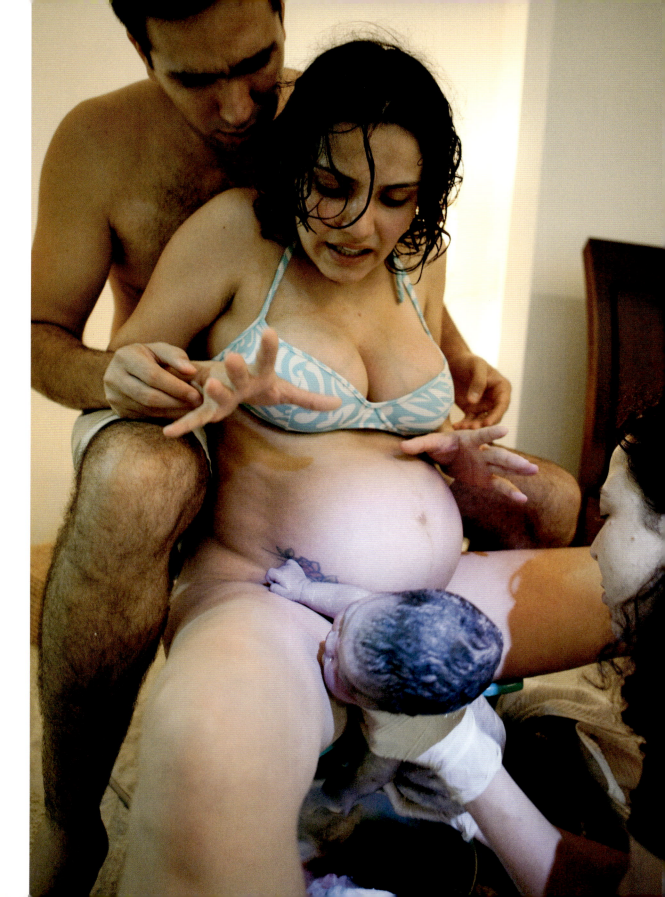

A doula chegou primeiro e fez o único exame de toque do parto (de modo geral, doulas não realizam o procedimento; esse caso foi uma exceção, pois se tratava de uma profissional experiente e que estava em processo de formação como obstetriz). Para nossa surpresa, eu estava com quase oito centímetros de dilatação! Era difícil acreditar, pois no primeiro parto, sentindo contrações fortíssimas quando a equipe chegou, eu estava com apenas um! Bem diferente desse, em que curti muito a fase de contrações e passei horas mergulhada na banheira, conversando, rindo e contando histórias.

Durante as contrações, eu respirava fundo e me concentrava. Isso fazia toda a diferença. As mais fortes vinham, mas eu sabia lidar com elas. Meu corpo também estava cumprindo um papel que eu já conhecia. O parto só demorou porque, diferentemente da irmã, Alice era enorme: nasceu com quase quatro quilos! Mesmo assim, em nenhum momento senti medo. Sabia que bastava apenas um pouco de paciência para esperar.

Às 4:10 horas, Alice nasceu, grande e redonda. Linda! Abracei minha filha com força e senti seu corpinho quente e úmido. O mais curioso é que, na primeira gestação, eu sonhara mais de uma vez com uma menina moreninha, de cabelos pretos e olhos de jabuticaba. E, quando nasceu, a Júlia era linda, mas bem diferente disso: branquinha, cabelos castanhos e olhos castanho-esverdeados. Quase três anos depois, ao nascer Alice, eu reconheci o bebê que havia aparecido em meus sonhos: era ela! Mamava e me olhava com seus olhinhos pretos espremidos. Passamos horas assim...

Como filha de confeiteira que é, nossa gordinha foi pesada em uma balança de cozinha, dentro de uma forma de bolo, pois a balança do pediatra ficara no hospital.

Às oito da manhã, Júlia acordou. Dei um pulo da cama e lhe disse: "Venha conhecer sua irmã, que nasceu enquanto você dormia". Ela veio correndo, curiosa, e ficou deitada na cama conosco. A partir daquele instante, seríamos quatro para sempre.

04:09 • Nasceu Alice

Cansada, lembro de ter começado a chamar pela minha filha. Minutos depois apareceu o cabelinho preto, a cabeça e, na contração seguinte, todo o corpinho. Ela era grande e redonda. Bem moreninha. Linda! Na hora em que bati o olho nela, a reconheci: Alice era exatamente como havia aparecido em meus sonhos. Minha vontade era pegá-la e abraçá-la.

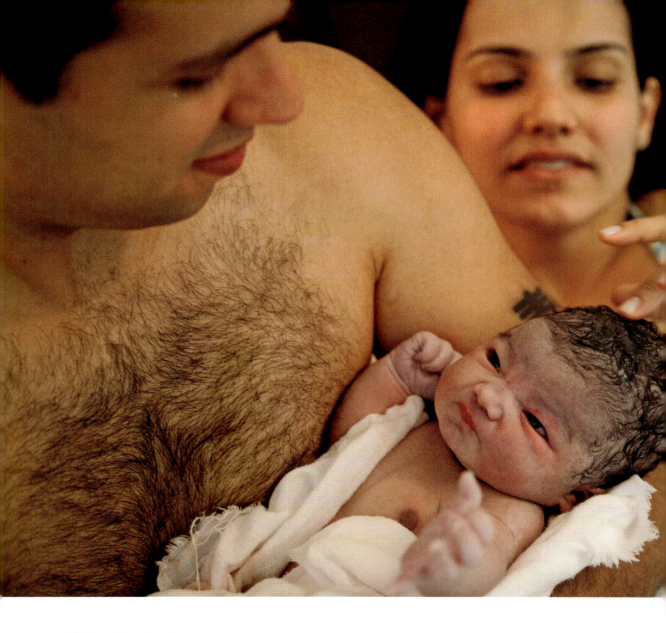

04:18 • Colo do pai

Nesse momento, minutos após o parto, Lauro estava reconhecendo a filha. Ele sempre me apoiou, pois sabe que quando quero muito alguma coisa é porque tenho as minhas razões, não é à toa. E confia em mim. Quando falei pela primeira vez sobre fazer o parto em casa, ele disse: "Se é isso que você quer, eu estou com você". Sem nenhum questionamento.

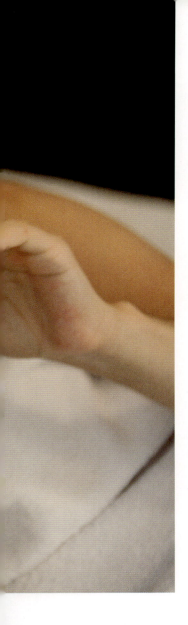

Começar certo

Não consigo descrever a alegria de ter tido minhas duas filhas de forma crua, intensa e sem disfarces. Sinto-me absolutamente privilegiada por ter conhecido os profissionais que me acompanharam nos meus dois partos. Com eles aprendi que é possível trazer um filho ao mundo sem medicamentos, sem cortes e, acima de tudo, com respeito à mulher e ao bebê.

Aos cinco anos, Júlia fez um trabalho de escola sobre o corpo humano que também abordou o parto. Na sala dela, só dois ou três amiguinhos nasceram de parto normal e o resto, de cesárea. Um dia ela olhou para mim e falou: "Mãe, eu fui a única criança da sala que escolheu a hora em que queria nascer". Isso mexeu comigo.

Para mim, a busca por um parto humanizado tem muito a ver com respeito. E é dessa forma que quero criar minhas filhas. Com partos como esses, a vida começa do jeito que tem de ser. Foi uma escolha consciente, uma vontade mesmo. Eu queria, mais do que tudo, que o parto fosse em casa, natural. Isso era uma coisa profunda para mim, tinha muita importância. E o prazer que me trouxe é uma sensação que poucas vezes tive na vida: saber que eu era capaz.

Essa sensação de que você sabe, você consegue, é muito prazerosa. Seu corpo funciona e não precisa de mais nada para ter um filho. Muitas mulheres que conheço têm um forte sentimento de incapacidade: "Não deu, não consegui, não tive dilatação, não amamentei". É tudo negativo, como se seu corpo fosse incapaz. Esse sentimento eu não tenho, acho que sou capaz de tudo, que consigo qualquer coisa. E é lógico que também me considero muito sortuda por ter encontrado as pessoas certas na hora certa. Um apoio que fez toda a diferença!

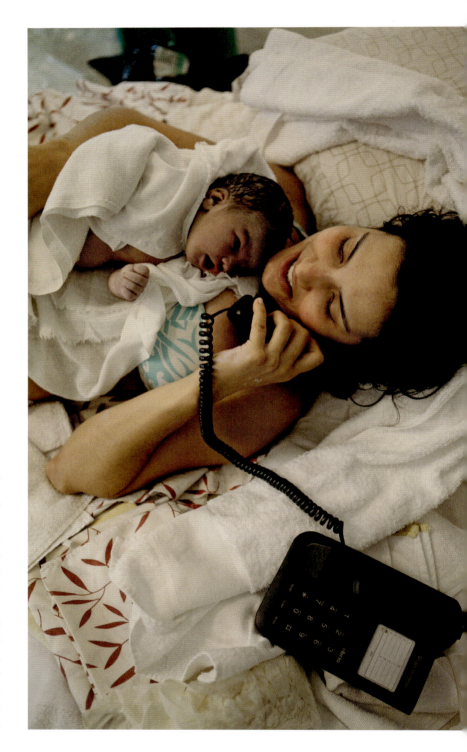

04:30 • A notícia

Quando começou o trabalho de parto, pensei em avisar minha mãe. Mas acabei esquecendo completamente. Assim que Alice nasceu, liguei para ela. E acordei todo mundo. Ao contrário da primeira vez, a minha família já sabia que seria em casa. Eles ainda acham meio arriscado, mas no fundo têm orgulho. Pensam: "Nossa filha é corajosa, é forte!".

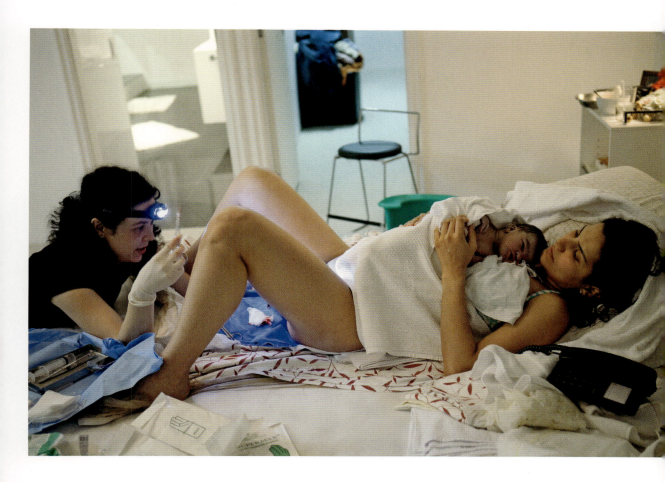

04:36 • **Colo da mãe**

Na primeira gravidez, eu tinha mais medo da episiotomia que do parto. Mas não estava nem aí se o períneo ia lacerar ou não. E não aconteceu nada. Com a Alice foi diferente: ela nasceu com quase quatro quilos! Tive uma laceração superficial, mas não senti nada. Não me incomodou nem um pouco. Com ela no colo, nada mais importava...

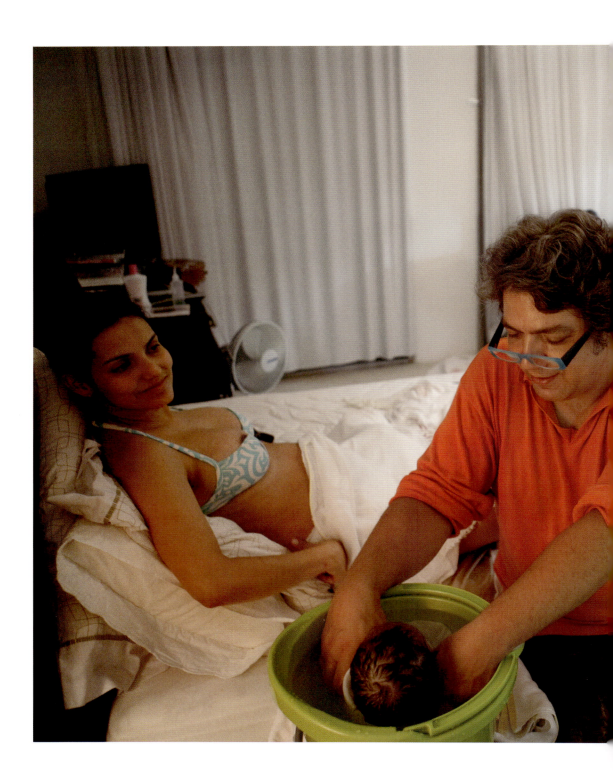

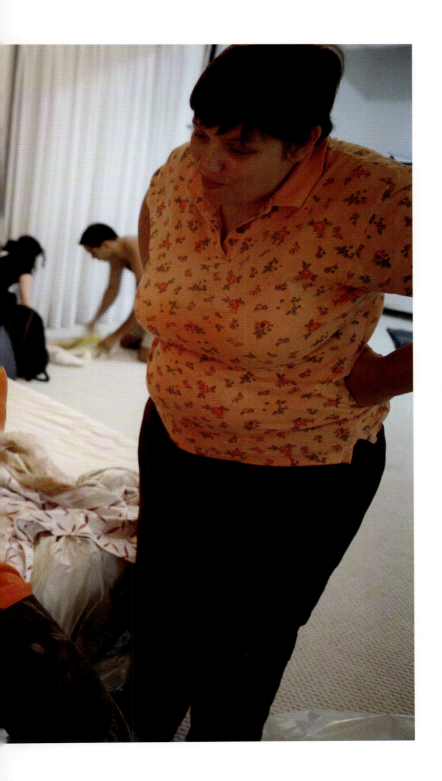

04:59 • Ofurô de bebê

O pediatra deu um banho de balde (o bebê tem o corpo imerso em água morna até o pescoço para relaxar) na Alice. Uma hora depois, a equipe tomou um cafezinho e foi embora, para descansar. Às oito da manhã acordamos como num dia normal em casa. Só não tinha escola porque era janeiro e a Júlia estava de férias. De tão tranquilo, nem parecia o primeiro dia de vida da Alice.

O que são e como funcionam os grupos de apoio?

Esqueça os cursos de gestantes das maternidades. A melhor forma de se preparar para o parto normal é frequentar as reuniões de grupos de apoio a gestantes. Nos encontros, gratuitos, é possível esclarecer dúvidas sobre gravidez e parto, compartilhar experiências com outras mulheres que desejam ter ou já tiveram um parto humanizado e obter indicações de profissionais (obstetras, parteiras, pediatras e doulas), maternidades e casas de parto.

No site da rede Parto do Princípio (veja indicação na página 226), há uma relação desses grupos em diversas cidades do país.

O que é um relato de parto?

Tornou-se tradição entre as mulheres (ou casais) que tiveram parto humanizado compartilhar sua experiência, por meio de relatos escritos ou depoimentos feitos oralmente nas reuniões dos grupos de apoio. É uma forma de retribuir ao grupo o conhecimento adquirido durante a gestação por meio da vivência de outras famílias. Emocionantes a ponto de levar qualquer um às lágrimas, especialmente as grávidas, os relatos trazem muita informação, já que a maioria das mulheres pesquisou a fundo o assunto antes do parto. Para encontrar relatos de parto na internet, procure nos sites de grupos de apoio e blogs sobre maternidade ativa.

Meu bebê está sentado (pélvico).
Posso ter um parto normal?

Primeira coisa: não há motivo para se preocupar com a posição do bebê antes de 35 semanas de gestação. Daí em diante, é possível tentar reverter a situação por meio de exercícios específicos e acupuntura com moxabustão (técnica da medicina tradicional chinesa que consiste em queimar bastões de artemísia próximo à pele). Não invasivos, esses métodos não oferecem risco, mas sua eficácia continua sem a necessária comprovação da ciência. A partir de 37 semanas, recomenda-se tentar a versão cefálica externa. Considerada segura e efetiva, essa manobra é praticada por um número cada vez menor de obstetras. O maior risco é um descolamento de placenta, que exigiria uma cesárea imediata. Por isso alguns só fazem a versão em hospital. Vale ainda lembrar que: 1. Apenas 3% dos bebês permanecem pélvicos depois de 37 semanas. 2. O bebê pode virar a qualquer momento, até mesmo na hora do parto. Por isso, o fato de estar sentado não justifica agendar uma cesárea, ou seja, ainda que a decisão se dê pela cesárea, o ideal é esperar o início do trabalho de parto. 3. A tentativa de parto pélvico é uma opção válida para mulheres que assim desejarem, desde que previamente esclarecidas e acompanhadas por um profissional experiente nesse tipo de parto, o que infelizmente é cada vez mais raro no Brasil.

VANESSA, RICARDO & Mariana

"Depois de trocar seis vezes de obstetra, quase me conformei em ter bebê com o plantonista do hospital. A uma semana do parto, falei com Ricardo sobre a minha insatisfação. Procuramos então uma obstetra humanizada. Mariana nasceu num parto rápido e tranquilo."

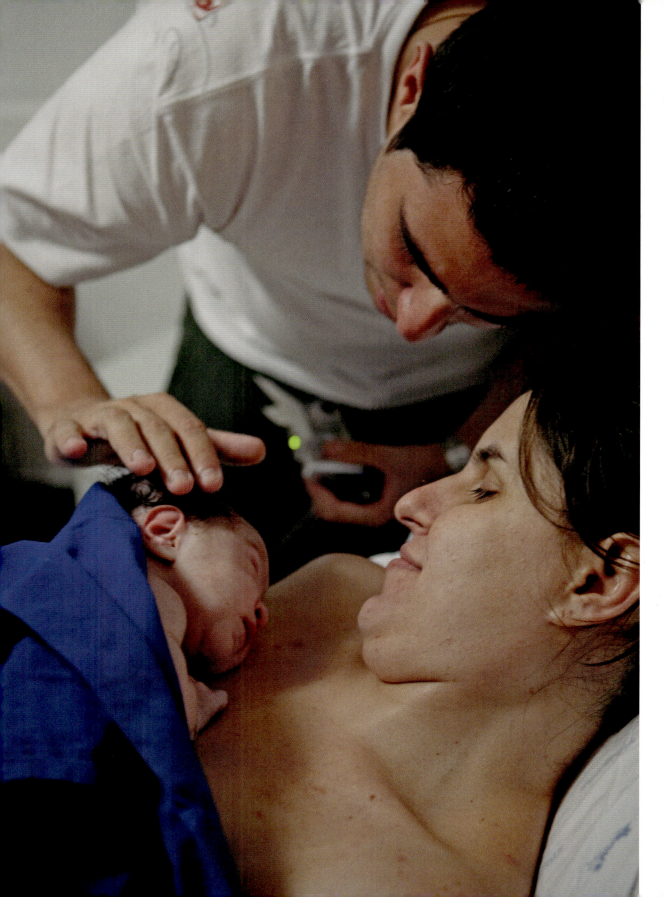

Descobri que estava grávida num teste de farmácia que fiz no banheiro do McDonald's. Eu tinha parado de tomar pílula em março, mas vários médicos haviam me alertado que seria difícil engravidar por causa de meus problemas hormonais. Estava tranquila com essa possível demora, pois aos 27 anos tinha muito tempo pela frente para ter filhos. Nessa época, como queria mudar de emprego, comecei a fazer algumas entrevistas.

Estava participando de um processo seletivo numa empresa em que queria muito trabalhar. Na véspera da entrevista fiquei enjoada, mas achei que fosse de nervoso porque aquela seria a etapa final. Isso, em maio. Lembro que meu marido fazia o jantar e, apesar do frio, abri a casa inteira porque o cheiro da comida me incomodava. Pensei: "Nossa, tem alguma coisa errada". Mas continuei achando que o mal-estar era ansiedade pelo emprego.

Sabia que minha menstruação estava atrasada, mas, como nunca tive um ciclo regular – sempre tomei pílula e, quando parava, chegava a ficar quatro, cinco, seis meses sem menstruar –, não dei atenção a isso até o fim da semana, quando resolvi ir ao hospital e pedir para fazer teste de gravidez. Mas eles não faziam o exame e fui ao laboratório no domingo de manhã. O resultado só sairia na segunda-feira e, a essa altura, eu já estava muito ansiosa. No caminho para a casa da minha mãe, onde íamos almoçar, falei para o Ricardo: "Pelo amor de Deus, vamos passar numa farmácia e comprar um teste de gravidez". Compramos e, no caminho, paramos para eu fazer o teste, pois não aguentava esperar mais. Deu positivo. Saí de lá transtornada: esperava uma resposta positiva da entrevista, e uma gravidez mudava tudo...

Na segunda-feira passei o dia tentando digerir a novidade. Entrei no site do laboratório e confirmei o resultado. Na terça de manhã soube que tinha sido aprovada para a vaga. A gravidez me tirou uma chance profissional, mas me deu algo mais valioso.

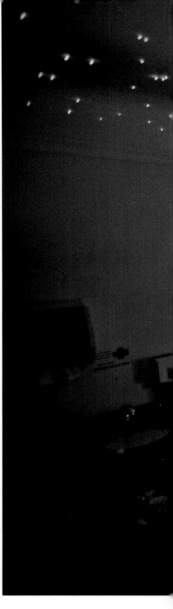

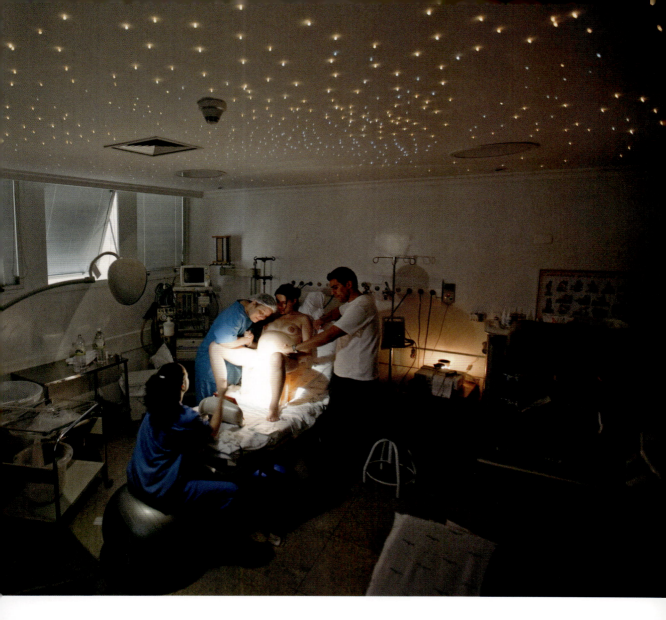

08:22 • Céu estrelado

O momento do parto foi tão bom... Fechava os olhos e ficava viajando. Vinha a dor e eu acordava. Nem conseguia raciocinar, de tão concentrada no que estava acontecendo com meu corpo. Teve um momento em que perguntei para a doula se ia demorar. Lembro dos olhos dela ao responder com um sorriso: "Não, já está acabando". Pensei então que precisava continuar, finalizar aquilo.

A escolha do médico

Eu sempre quis ter parto normal, sem imaginar que isso é muito difícil no Brasil. Logo que soube que estava grávida, procurei o médico com quem me consultava até então. Achava que ele me acompanharia também no parto. Na primeira conversa lhe disse que queria parto normal e ele concordou em tentar, mas já avisou que não esperava mais de quarenta semanas (a gestação normal dura de 37 a 42 semanas).

Quando comecei a pesquisar, descobri que as coisas não eram como eu imaginava. Cheguei a um grupo de discussão na internet por indicação de uma amiga grávida que também queria parto normal. A troca de informações com outras mulheres tornou-se minha principal fonte de consulta. Devorei vários relatos de parto. Era importante saber o que elas haviam passado e assim ter noção do que poderia ou não acontecer comigo.

Falei de meu médico na lista e me disseram que, com ele, eu dificilmente conseguiria um parto normal. Embora já me considerasse bem informada, não acreditei nisso. Estava então de umas 18 semanas. Na consulta seguinte, disse ao obstetra que queria saber mais sobre o parto e também gostaria que uma doula me acompanhasse. Ele virou bicho! Começou a ler um artigo sobre casas de parto, e eu nem tinha tocado nesse assunto, e afirmou que ele era o médico, que comandaria a situação e que não queria mais ninguém junto. Levantou-se e abriu a porta para mim, como que me mandando embora do consultório. Saí decepcionada.

Eu já tinha conhecimento de alguns médicos humanizados, mas eles não atendiam pelo plano de saúde e meu marido não se conformava de ter de pagar particular. "Temos um convênio ótimo. Por que não usar para o parto?", ele questionava, com certa razão.

Eu concordava. E continuava minha saga atrás de um médico do convênio. Conversei com uma doula, que me passou uma relação de nomes. Marquei com um deles, fui a uma consulta e não fiquei contente. Procurei outra médica, que, segundo uma amiga da minha mãe, fazia parto normal. De cara, essa obstetra me pediu uma cardiotocografia (exame que monitora os batimentos cardíacos do bebê e as contrações uterinas), embora eu estivesse de trinta semanas e sem nenhum sintoma que justificasse o exame. Por isso, logo deduzi que ela não era o tipo de profissional que eu estava procurando.

Passei por seis médicos, todos do convênio: não gostei de nenhum. Um dos últimos era até razoável, mas não fazia parto normal sem o corte no períneo, que eu já sabia ser desnecessário. Com 36 semanas, decidi parar de me consultar com ele. E fiquei desesperada.

Enviei um e-mail para a doula, pedi ajuda. Ela me sugeriu ter o bebê com o plantonista do hospital. Naquelas circunstâncias, me pareceu a melhor opção.

08:23 • Imagem no espelho

Como a posição em que me sentia mais confortável era sentada, a médica sugeriu: "Vamos pôr a banqueta em cima da cama para ver se ajuda?". Não sei se foi porque fiquei mais relaxada, mas me senti melhor assim do que com a cadeirinha no chão. Quando vinham as contrações, eu sentava com a cabeça para a frente. Nos intervalos, apoiava as costas na cama.

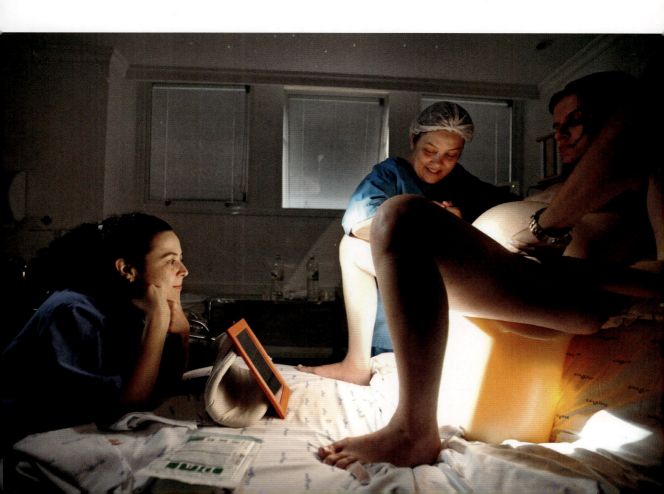

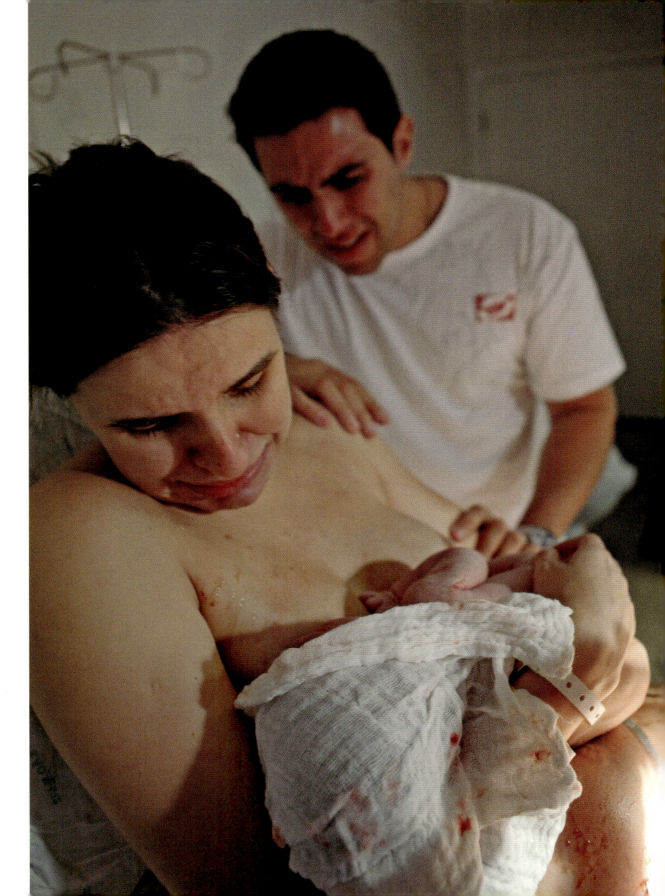

Minha lógica era: "Como estou sem médico, vou ter um parto no hospital mais conceituado do meu convênio, com o obstetra que estiver de plantão no dia". Um dos problemas do plano era a data prevista do parto, 13 de janeiro. Eu não queria correr o risco de ir para o hospital na virada do ano, quando os médicos mais experientes estariam de folga.

Um xeque-mate

Mesmo assim, mantive a opção até o início do ano seguinte. No dia 5 de janeiro comecei a pensar na possibilidade de ter minha filha numa casa de parto. Contei para a doula que vinha cogitando isso, mas que precisava conversar a respeito com o Ricardo. Ela me deu um chega pra lá: "Se você não criou coragem nem para falar com o seu marido, como pretende ter um parto normal?".

Essa frase me pegou. Era domingo. Sentei com ele na mesa do café da manhã e falei: "Vamos hoje conhecer a casa de parto ou então decidimos pagar um médico humanizado, porque eu não quero ter bebê com o plantonista do convênio". Por três horas, enquanto digeria a ideia, ele conversou pouco comigo.

Almoçamos na casa da minha mãe. Na volta, ele me disse que ao chegar em casa ligaríamos para os obstetras humanizados. Conversamos com um deles, deixamos claro o valor que poderíamos pagar e ele nos indicou uma médica da mesma equipe, de quem eu já tinha ouvido falar muito bem. Ligamos para ela, que aceitou nossas condições, incluindo um parcelamento em cinco vezes. Fiquei superfeliz.

Dois dias depois tivemos uma consulta com ela e saí de lá outra pessoa. Por isso costumo dizer que minha gestação começou naquela terça-feira.

08:31 • Nasce Mariana

Continuei nessa posição até o nascimento. Acabei tendo um parto de cócoras: diferente, mas uma delícia. O primeiro contato que tivemos com ela foi incrível. Chorei muito, e o Ricardo também. Não dá para explicar o que aconteceu nesse momento, foi uma coisa muito grande.

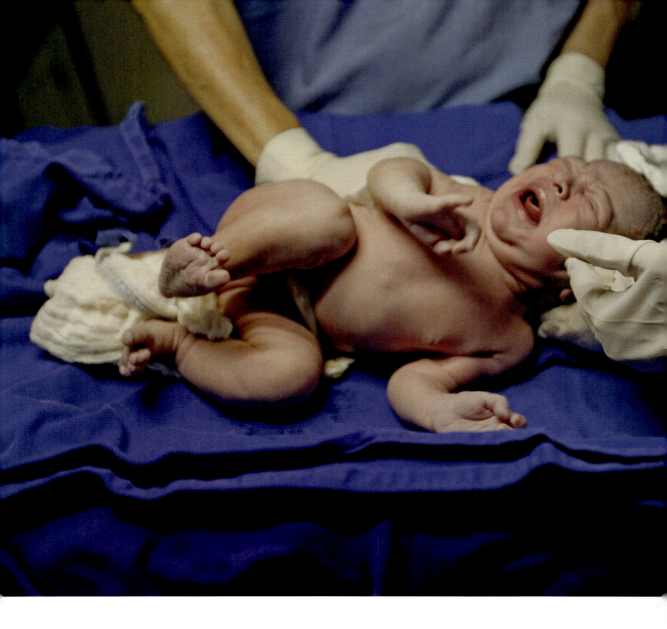

08:39 • Rotina hospitalar

Deixamos de chamar um pediatra humanizado porque achamos que não fosse necessário. Depois nos arrependemos. Como os neonatologistas de plantão seguem o protocolo da maternidade, Mariana passou por todos os procedimentos de rotina: teve as vias aéreas aspiradas e recebeu colírio de nitrato de prata, desnecessariamente. Para mim, dói saber disso.

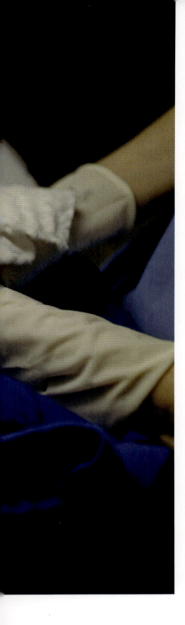

Chegou a hora

Na sexta-feira, 23:30 horas, a bolsa estourou. Minha semana havia sido ótima. Acho que a Mariana estava esperando para nascer só depois que eu encontrasse um profissional à altura das minhas expectativas. Liguei para a médica. Ela atendeu e me perguntou se eu estava sentindo alguma coisa. Eu disse que não, que estava tudo tranquilo. Como não me conhecia bem, afinal tinha sido uma única consulta, ela preferiu que eu fosse logo para o hospital.

Saí para a maternidade sem avisar ninguém da família. Preferi assim, pois sabia que seria difícil me apoiarem nessa hora. Se chegassem lá e me vissem com dor, diriam: "Faz logo uma cesárea!". Eu preferia evitar esse tipo de desmotivação. Cheguei com dois centímetros de dilatação, mas sem sentir nada. Falei novamente por telefone com minha médica e ela me perguntou o que eu preferia: ficar ou voltar para casa, porque o trabalho de parto podia evoluir ou não. Eu queria voltar, meu marido preferiu ficar. Era madrugada de sexta para sábado e, como a suíte de parto normal estava livre, podíamos garantir a vaga.

Ficamos. Ao ser internada, por não estar acompanhada da médica nem da doula, passei por uma série de aborrecimentos que a presença delas teria evitado. Quiseram raspar meus pelos – o que só não aconteceu porque dei o maior "piti", e minha médica, por telefone, pediu à enfermeira que não tocassem em mim – e me levaram na cadeira de rodas para a suíte de parto, um grande exagero. Mas o pior foi o que disse a plantonista que me atendeu quando cheguei falando que a bolsa tinha estourado: "Vamos para a sala de cirurgia". Estava tudo bem comigo e com o bebê, mas, ao me examinar, ela "constatou" a presença de mecônio (primeiro conteúdo intestinal eliminado pelo bebê), o que não se confirmou depois do nascimento de Mariana. Ou seja, se eu tivesse mantido o plano do parto com o plantonista do hospital, terminaria numa cesárea desnecessária.

Apesar de tudo isso, foi bom termos decidido ficar no hospital, porque meia hora depois começou o trabalho de parto. Ao entrarmos no quarto, Ricardo falou que queria dormir, pois a semana inteira de trabalho o deixara muito cansado. Ele deitou na cama e eu fiquei sentada sobre a bola de exercícios, mas por pouco tempo: as contrações estavam começando. Por volta das quatro da manhã estava sentindo muita dor. "Não dá mais! Liga de novo para a médica", falei ao meu marido. Conversei com ela e pedi que viesse ao hospital.

Estávamos só nós dois na suíte de parto quando a dor aumentou. Mas correu tudo bem. Para ser sincera, não senti falta de mais ninguém nesse momento. Acho até que o tempo que passamos a sós, nós dois, era necessário para meu marido sentir como seria o parto. Ele me amparou e foi comigo ao chuveiro. Eu ficava agachada, apoiada na bola. Ele, de chuveirinho na mão, jogava água nas minhas costas. Só assim eu conseguia suportar a dor das contrações. Em meia hora a médica chegou: eu estava com seis centímetros de dilatação.

Na água, não!

Resolvi entrar na banheira. A doula chegou duas horas depois, já de manhãzinha, e começou a me fazer massagens. Eu estava com oito centímetros. Embora eu e ela tivéssemos trocado muitos e-mails durante a gravidez, foi a primeira vez que nos encontramos pessoalmente. Na verdade, eu nem tinha pensado em contratá-la: seriam só a obstetra e o assistente. Mas, como o trabalho de parto estava evoluindo bem, a médica sugeriu na hora chamar apenas a doula.

Lembro de o Ricardo ter me perguntado se eu estava com dor. Fiquei com tanta raiva dele... Para mim, naquela hora, era como se com isso ele quisesse dizer que eu não ia conseguir. E nem passava pela minha cabeça tomar anestesia. O trabalho de parto evoluía bem porque me sentia amparada por ele, pela médica e pela doula.

O único problema era a banheira: a cada contração, eu saía de dentro dela. A médica sugeriu desistir de uma vez. Ao que parece, esse recurso não estava sendo bom para mim, pois eu só conseguia relaxar na água no intervalo entre

08:43 • Carimbo do pezinho

Na rotina do hospital, os bebês são levados para o berçário, onde ficam em observação por algumas horas. Não seria diferente com minha filha. Nas duas horas que passamos separadas, eu fiquei sem saber o que estava acontecendo, se ela chorou, se deram algum remédio. Nunca tive coragem de ir buscar seu prontuário para descobrir. Isso mexeria demais comigo.

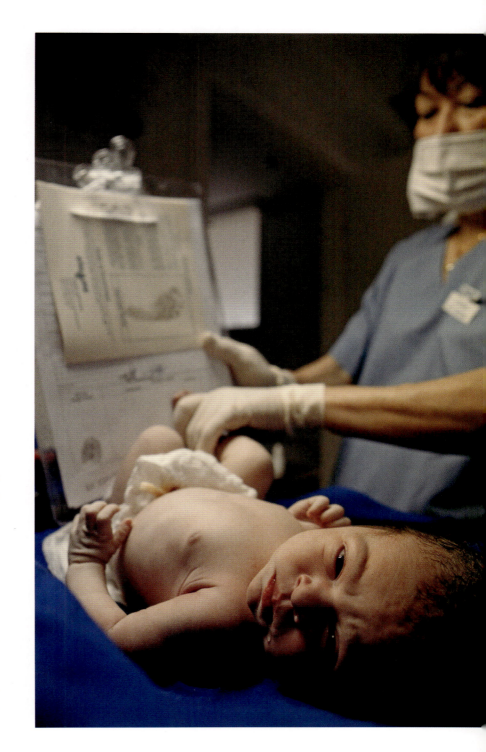

as contrações. Fui para a cama e, como a posição em que me sentia mais confortável era sentada, resolvemos colocar a banqueta em cima dela.

E foi lá, desse jeito inusitado, que a Mariana nasceu. Uma experiência maravilhosa, que não tenho palavras para descrever. Não importa se é o primeiro, o segundo ou o terceiro filho, sua vida vai mudar e acho que toda mulher precisa passar por isso. Para mim, foi uma transformação. Hoje sei que a minha força me fez mover o mundo. Em apenas uma semana, tive coragem de mudar tudo. Consegui conversar seriamente com meu marido, o que não tinha feito em nove meses de gestação, e decidir: não vou ter cesárea, quero parto normal!

É claro que não foi fácil, principalmente pela questão financeira. A Mariana nasceu em janeiro e continuamos pagando até abril. Não vou dizer que esse dinheiro não fez falta, mas tiramos de uma coisa para pagar outra, que consideramos muito mais importante. Valeu a pena. Essa experiência não tem dinheiro que pague. É uma coisa que levaremos para o resto da vida. Temos certeza de ter feito a escolha certa.

08:47 • Família reunida

Depois de examinada e identificada, Mariana voltou para o meu colo por mais um tempo antes de ir para o berçário. Passar por um parto como esse foi uma experiência maravilhosa. Para mim, não existe a dor do parto, mas a dor da vida. É natural. Você sabe que a partir daquele momento será outra. Sinto que me tornei mulher, mudei de filha para mãe.

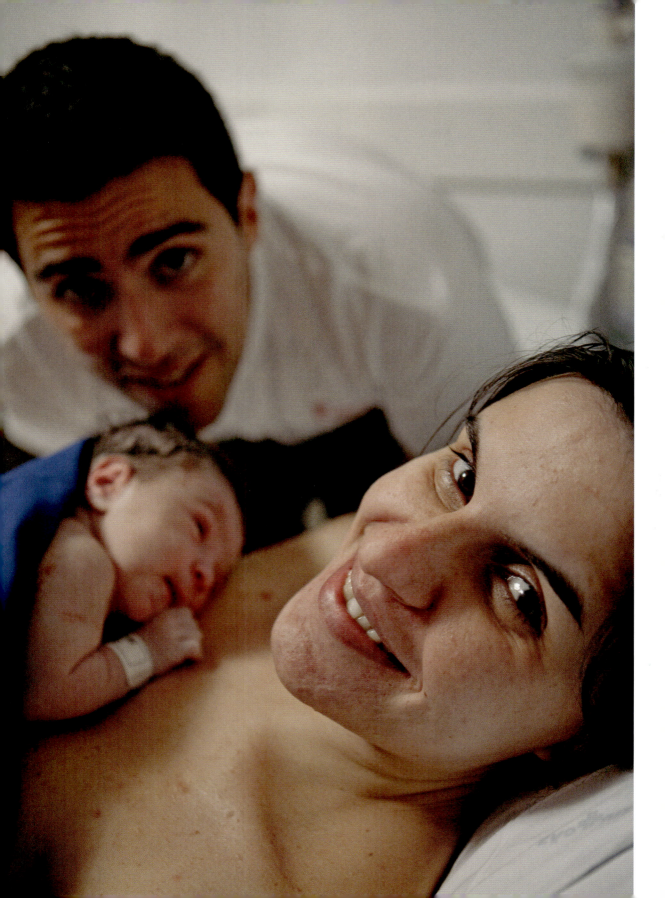

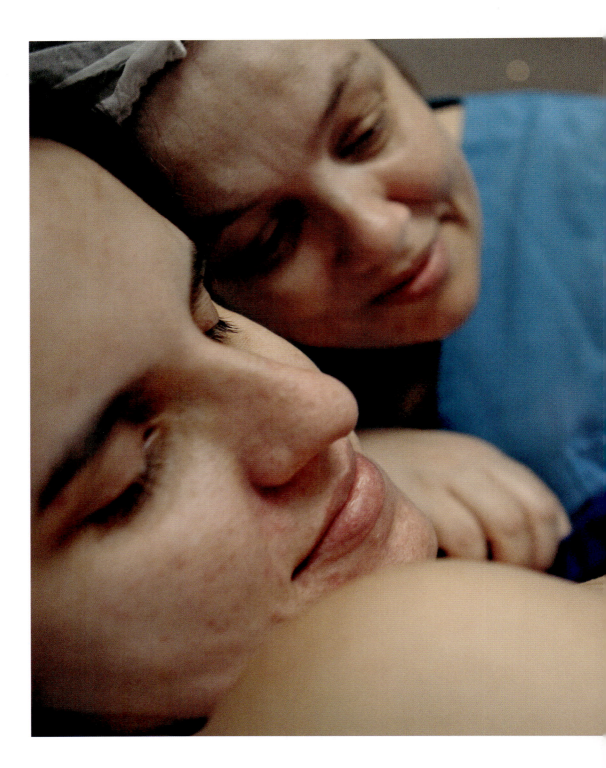

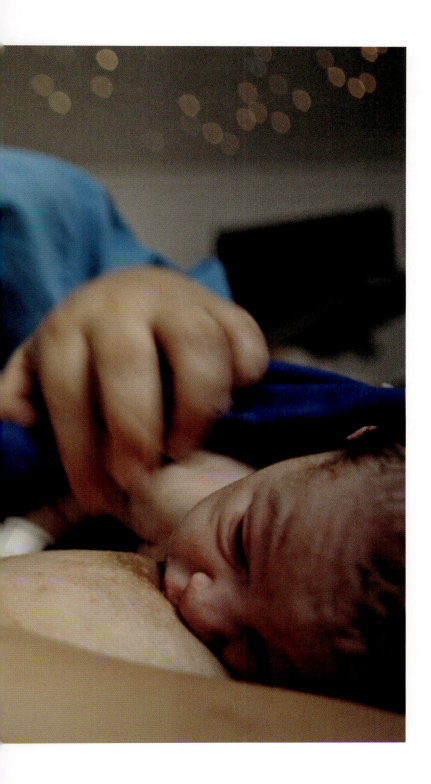

08:57 • Aprendendo a amamentar

Como fonoaudióloga, trabalhei por um tempo em hospital, acompanhando as mulheres nas primeiras mamadas do bebê. A doula fez o mesmo por mim logo que Mariana nasceu, ainda na suíte de parto. Amamentei exclusivamente por seis meses, sem complemento, mamadeira ou chupeta. Só depois que minha filha completou dois anos é que comecei a pensar em parar.

Por que é tão difícil encontrar um médico de convênio que faça parto normal?

Por uma razão simples: o valor irrisório pago pelo plano de saúde para o acompanhamento do parto. Ao contrário da cesárea eletiva, marcada com antecedência, que dura menos de uma hora, o parto normal, além de não ter data certa para acontecer, pode se prolongar por 12 horas ou mais, obrigando o médico a desmarcar consultas e compromissos particulares. Para ter uma ideia da dimensão do problema, em maio de 2010 a Associação de Obstetrícia e Ginecologia do Estado de São Paulo (Sogesp) lançou uma campanha para pressionar os planos a reajustar os valores, em que afirma haver operadoras que pagam aos médicos 200 reais por parto e 25 por consulta. Nos consultórios particulares, os honorários costumam ser, no mínimo, dez vezes maiores que esses.

Vale a pena mudar de médico no final da gestação?

Nunca é tarde para procurar outro profissional quando se descobre que o médico de sua confiança não faz questão de respeitar suas preferências para o parto. É muito comum que o discurso favorável ao parto normal só dê lugar às pressões pela cesárea eletiva no final da gravidez, quando a mulher está tão apegada ao profissional que lhe falta coragem para mudar. Embora essa situação possa gerar certa ansiedade, o processo costuma ser tranquilo, já que os médicos humanizados estão acostumados a receber mulheres em qualquer fase da gestação, preocupadas ou desapontadas com o que o obstetra anterior disse sobre o parto.

Quais são os procedimentos de rotina com o bebê no hospital?

Da mesma forma que impõe à mulher uma série de intervenções desnecessárias, o protocolo hospitalar inflige procedimentos dolorosos e ineficazes aos recém-nascidos. A aspiração do estômago e das vias aéreas superiores por meio de sonda, por exemplo, é realizada em praticamente todos os bebês, mesmo nos que nascem bem e seriam capazes de eliminar sozinhos as secreções. O colírio de nitrato de prata que previne a conjuntivite gonocócica não é dispensado, ainda que a mãe comprove não ser portadora de gonorreia. Cáustica, essa substância provoca desconforto, atrapalha temporariamente a visão e pode causar conjuntivite química no bebê. Embora frequentes, esses procedimentos contrariam as evidências científicas segundo as quais os procedimentos em recém-nascidos saudáveis devem se restringir a secá-los, observar sua respiração e promover o contato com a mãe, incentivando o início precoce da amamentação. Para que isso seja respeitado, porém, é preciso incluir um pediatra humanizado na equipe do parto.

O que é preciso para ter um parto de cócoras?

Basicamente, duas coisas: ser essa a posição mais confortável para a mulher no período expulsivo e a boa vontade da equipe. É bom saber também que não é preciso ter preparo físico de atleta ou contar com uma cadeira sofisticada. É possível ficar de cócoras sobre uma banqueta de parto com assento em forma de meia lua ou ainda ser sustentada por trás pela doula ou pelo parceiro. As posições verticalizadas, como são chamadas no jargão médico, favorecem a descida do bebê pela ação da gravidade e possibilitam à mulher uma participação mais ativa no parto.

RENATA, CAIO & Lara

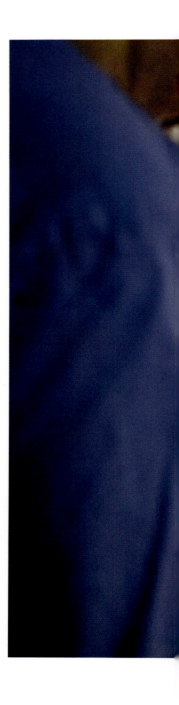

"Eu queria um parto normal, mas sabia que com médico de convênio seria muito difícil conseguir. No sexto mês, estava conformada com a cesárea. Então uma amiga me indicou um grupo de apoio no qual descobri que era possível ter o bebê da forma que desejava. Lara nasceu num parto normal com anestesia. O pai deu o primeiro banho, de balde."

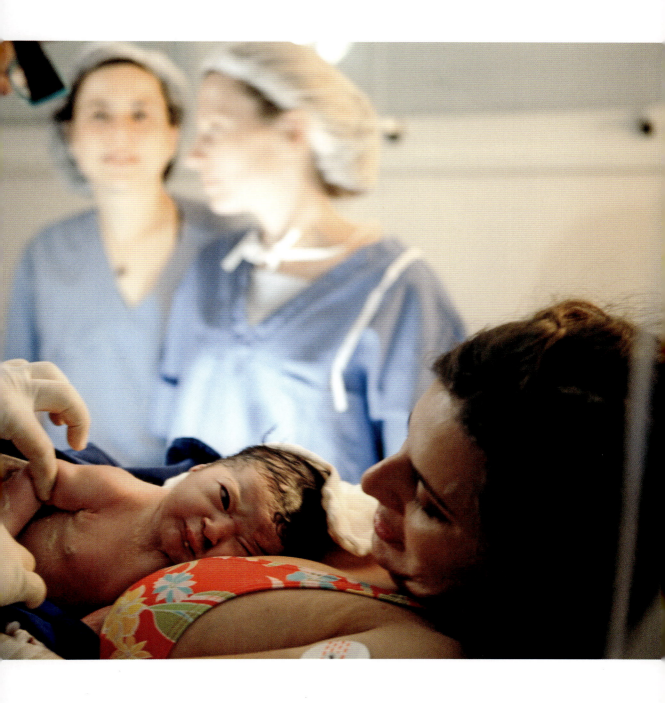

Acredito que tudo começa na família. Nasci de parto normal e depois minha mãe também passou por uma cesárea, mas meu irmão morreu no parto. Por isso, na minha família quase não se fala no assunto. Além disso, a maioria dos nossos parentes mora no interior. Então não dava para perguntar: "Como foi com você, tia?". Com as amigas também era difícil trocar figurinhas, porque fui uma das primeiras a estar na idade de ser mãe.

Eu queria apenas um parto normal. Nem pensava em parto natural, pois não sabia que essa possibilidade existia. Por outro lado, tinha certeza de que não atingiria meu objetivo com médico de convênio. Cheguei a essa conclusão depois de ouvir muitas pessoas próximas falarem da vontade de ter parto normal e, no fim, fazerem cesariana.

Até engravidar, aos 31 anos, eu ia a um ginecologista para consultas de rotina, mas ele só faz cesárea, que acha um método mais prático e rápido. Assim, eu nem cogitei esse médico para acompanhar o parto. Por uma questão financeira, decidi procurar outro entre as opções do convênio. Passei por vários indicados por amigas que não tinham filhos. Mas eles não davam a menor importância quando eu falava que queria um parto normal. Alguns ignoravam essa frase até mesmo com o olhar. Outros falavam: "Ah, mas isso nós só vamos saber no final".

A última médica, com quem cheguei a acreditar que teria chance, não me passava segurança naquilo que dizia, não tinha informações para me dar e sempre que podia fugia do assunto.

Cheguei ao ponto em que minha vontade era uma, mas minha convicção do que ia acontecer era outra. Diante dessa realidade, resolvi me acomodar. "Vou fazer o parto pelo convênio. Eles falam que pode ser normal, mas na hora será cesárea e ponto final": a história já estava pronta na minha cabeça.

Então, uma amiga de infância, grávida da primeira filha como eu, me recomendou a médica que acompanhava o seu pré-natal. Na hora, nem considerei: "Ah, mas fora do convênio...". Continuei procurando por mais algum tempo antes de me aproximar da ideia que ela me propunha: o parto humanizado, um mundo à parte e que eu até então desconhecia.

14:14 • Conforto para descansar

O ambiente da suíte de parto normal era acolhedor. Por isso eu me sentia em casa, apesar de estar no hospital. Ao contrário do apartamento, onde me achava um pouco confinada, a suíte era bem espaçosa, o que me ajudou a relaxar. A informalidade e a seriedade da equipe me davam segurança. Com a anestesia, passei alguns momentos assim, meio hibernada.

14:48 • Sinais de normalidade

Nos momentos em que estava com dor ou concentrada em mim mesma, a conversa entre os médicos acontecia de forma natural. Os bastidores não eram aquela coisa fria. Eles sentavam no sofá, falavam entre si e voltavam. Se eu precisasse de ajuda, estavam por perto. Esse bate-papo me deixava à vontade: se eles estavam tranquilos era porque corria tudo bem.

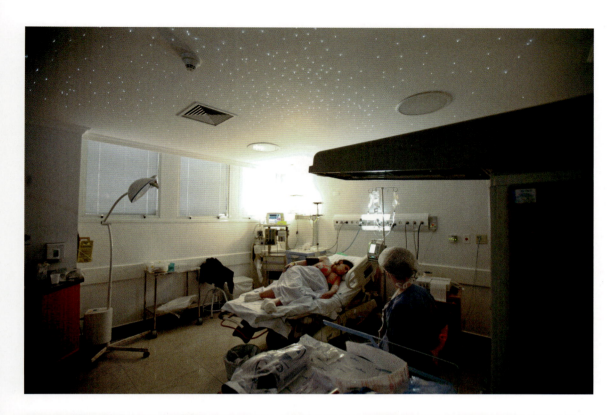
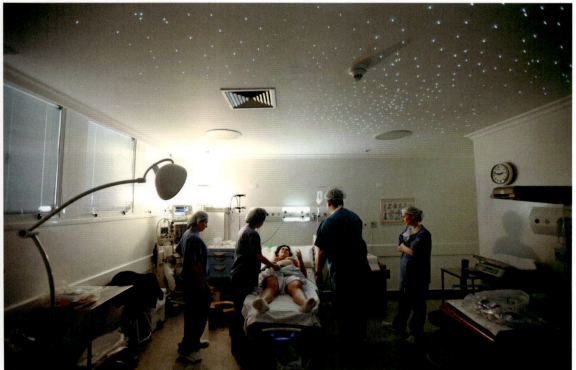

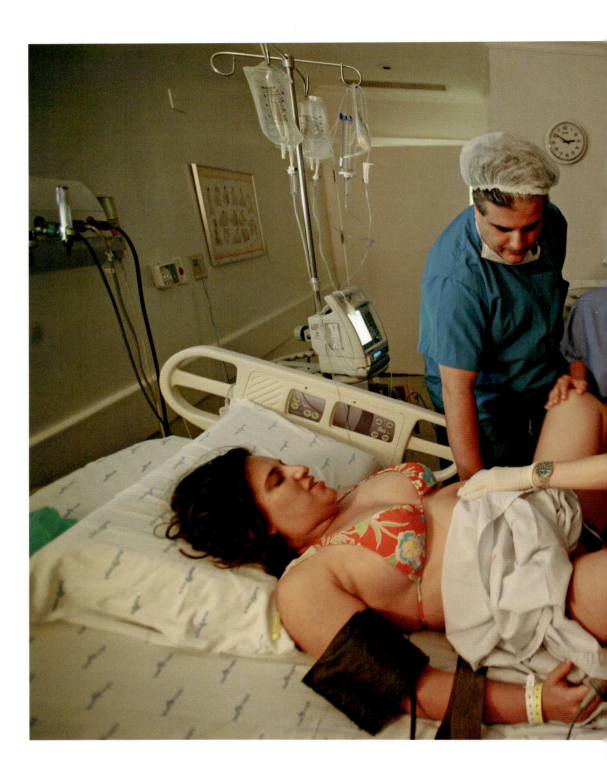

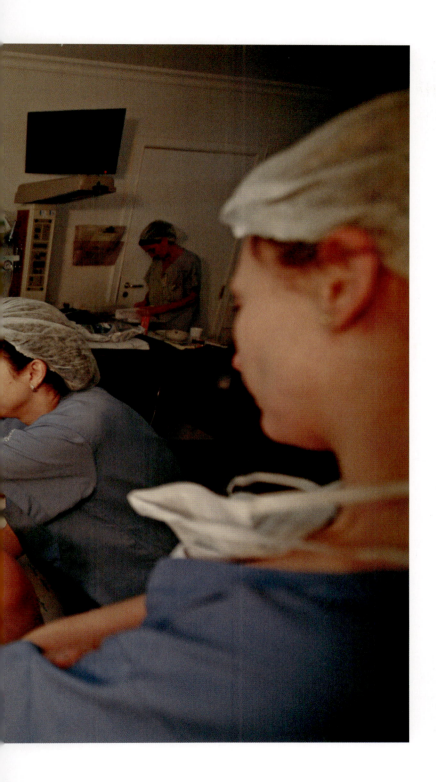

14:51 • Equipe a postos

Enquanto a obstetra e o anestesista me examinavam, a doula permanecia ao meu lado, garantindo o suporte emocional. Havia também uma médica assistente (de costas na foto).

Convidada por essa amiga, fui com ela e seu marido à reunião de um grupo de apoio. Estava com cinco para seis meses de gravidez. Lá encontrei um lugar aconchegante, um espaço de conversa, onde me senti muito à vontade. "Nossa, isso existe!", foi minha primeira reação. Eu achava que estava sozinha, que essa vontade só existia dentro de mim. Lá encontrei companhia. Depois de algumas reuniões, marquei consulta com essa médica, e foi amor à primeira vista.

O que mais me surpreendeu foi a obstetra estar aberta às minhas perguntas e aos meus medos. Para mim, até então, o medo era uma coisa de que eu não podia falar nas consultas. Ela, ao contrário, trabalhava os meus medos. Isso me encantou.

Um novo caminho

Encontrar esse caminho foi uma grande descoberta. A medicina tradicional costuma ocupar um espaço que é nosso. Na linha humanizada é diferente: eu e a médica caminhávamos juntas. Ela me apoiava para que eu andasse com minhas próprias pernas.

Nesse processo, aos poucos fui vencendo barreiras pessoais. No início o parto normal era uma vontade escondidinha, adormecida. Até que encontrei esse espaço, que lhe permitiu aflorar. Só então soube que existiam outras possibilidades para o parto. E comecei a correr atrás daquele que eu gostaria de ter.

Minha amiga teve bebê em setembro. Lara nasceria em janeiro. Nesse meio-tempo, eu e ela conversamos bastante. Por termos um vínculo emocional muito forte, acompanhar a gestação de minha amiga foi meu maior incentivo. Cheguei a ver as fotos do parto, que foi natural, sem anestesia. Com isso, o que era até então distante foi se tornando mais próximo.

Outra coisa que me ajudou foram os relatos de parto que lia na internet e ouvia nos encontros do grupo de apoio. Porém, eu

15:25 • Apoio mútuo

Visto assim, de longe, o quarto do hospital até parece outro lugar. A foto mostra duas pessoas interagindo, uma apoiando a outra. E sem nenhuma invasão de privacidade, pois a equipe sabia o momento de sair de cena.

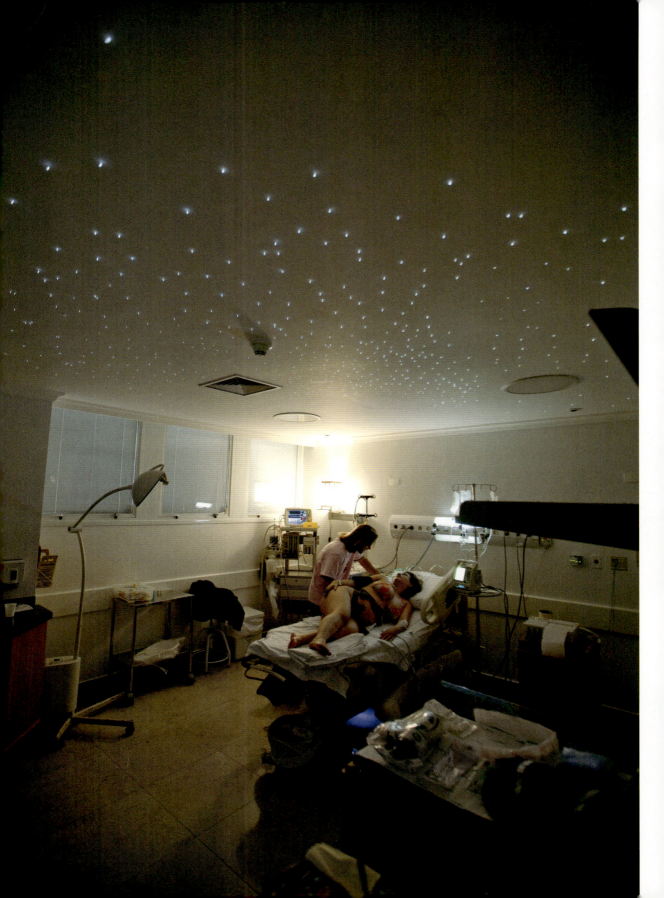

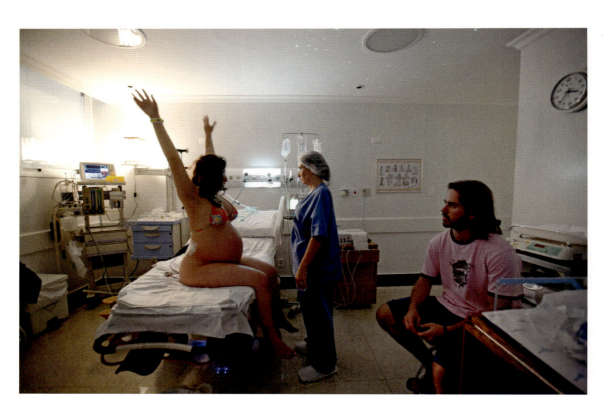
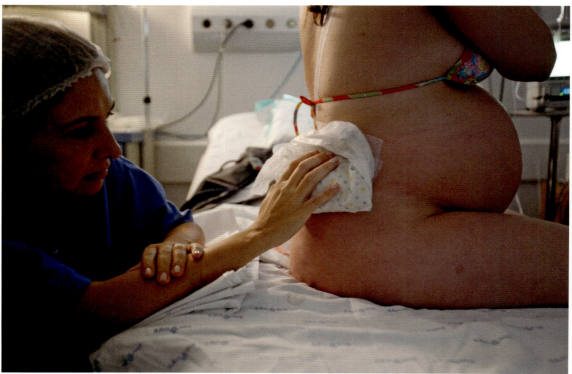

15:37 • Liberdade de posição

A doula me orientou a fazer esse movimento com os braços para relaxar. Deitada na cama, eu não estava muito à vontade, mas o fato de poder sentar mudou tudo: me deu uma liberdade... Deitar me lembrava hospital. Sentada, me sentia o máximo!

percebia que muitas daquelas mulheres haviam trilhado um caminho diferente do meu. Ao contar sua história, elas sabiam exatamente do que estavam falando. Muitas conheciam até mesmo os termos técnicos do parto e eu ainda estava tateando tudo aquilo. Os relatos me ofereciam um bom aprendizado, mas eu sempre pensava: ainda não estou nesse ponto. Para mim, que na época enfrentava outros desafios em minha vida pessoal, entre eles dificuldades no casamento, muitas coisas me pareciam quase impossíveis de alcançar.

Acredito também que, por não ter tido contato com nada disso antes, eu não estava preparada, por exemplo, para um parto domiciliar. Do sexto mês, quando comecei a ir às reuniões, até o dia do parto, tive pouco tempo para trabalhar meus medos e amadurecer meus desejos. Por isso precisei de algumas intervenções, como a indução (trabalho de parto estimulado com o uso de medicamentos) e a anestesia. Faltou tempo para me conhecer melhor.

Como todo mundo, eu tinha medo da dor, de não ser capaz. Estamos acostumadas a achar que parto não é uma coisa natural. Pela história de minha mãe – e da associação de parto com morte –, minha família também estava insegura. Quando contei que faria parto normal, ficou aquela dúvida: "Será que vai dar certo?".

15:59 • Quase um carinho

Eu estava com um pouco de dor, que a doula aliviava com um calorzinho nas costas. Uma coisa simples, mas que ajuda muito. Quando eu tinha 12 anos e estava com cólica, minha mãe também colocava um paninho quente. Era uma sensação parecida, relaxante.

Espera sofrida

O último mês da gestação foi difícil. Fazia muito calor e eu estava um pouco ansiosa. Completei 41 semanas, Lara não dava sinais de que ia nascer e resolvi ir ao hospital para saber se estava tudo bem. É o que sempre falo: havia um tabu a ser vencido.

Era um sábado à tarde. "Quero saber se está tudo bem, porque o bebê não nasce", eu disse no hospital. Estava tudo bem e, segundo a minha médica, não haveria problema em esperar mais um pouco. Mas, como estava receosa, pedi para induzir o parto. Ela me explicou todos os prós e contras, e a escolha final foi minha.

Fui internada às 18:00 horas. A indução começou no quarto. Passei um bom tempo debaixo do chuveiro, mas o banheiro era muito pequeno e a falta de espaço me incomodava. Eu queria descer logo para a suíte de parto normal, pois achava que lá conseguiria relaxar. Sonhava com a banheira que havia lá: queria muito o parto na água. Mas a suíte de parto estava ocupada, então tivemos de esperar.

Descemos por volta da meia-noite e meia, uma da manhã. A indução continuou nessa suíte, que eles chamam de *delivery*. Como imaginava, me senti bem melhor lá.

A doula procurava me acalmar. Sua companhia foi muito importante, porque o parto se prolongou um pouco, cerca de 24 horas da internação ao nascimento. Eu não havia estudado para entender todos os procedimentos que poderiam ser necessários. Fui com a cara e a coragem, confiei mais no instinto. Bem diferente da minha amiga, que parecia até uma médica falando.

Pela minha sensação de bem-estar quando estava no chuveiro, acredito que teria conseguido evitar a anestesia se tivesse permanecido na água. Era o que estava me ajudando a aguentar firme. Mas minha pressão baixou e tive de sair. Sem esse recurso, não suportei.

Ao pedir anestesia, lembro da carinha da doula pensando: "Nossa, podia ir além". Mas a dor era um dos meus maiores medos, uma das barreiras psicológicas que eu mais temia enfrentar. Eu havia tentado trabalhar ao máximo essa questão antes do parto. Afinal, sei que tudo depende da cabeça. Mas na hora não consegui. "Não estou aguentando", me desculpei. Com a indução, a dor fica muito forte. Não sei como teria sido sem ela, mas sofri bastante.

Mais uma coisa influiu. O hospital tem uma suíte de parto normal maravilhosa, mas uma só. As aventureiras como eu têm

16:25 • Reforço da anestesia

Os médicos e a doula me sugeriam posições e eu topava experimentar. Neste momento, estou sentada na banqueta de parto, recebendo mais uma dose de anestesia. Uma coisa engraçada é que, ao ver as fotos do parto, muita gente se surpreende por eu estar de biquíni. "Você estava na praia e não deu tempo de trocar de roupa?", perguntam.

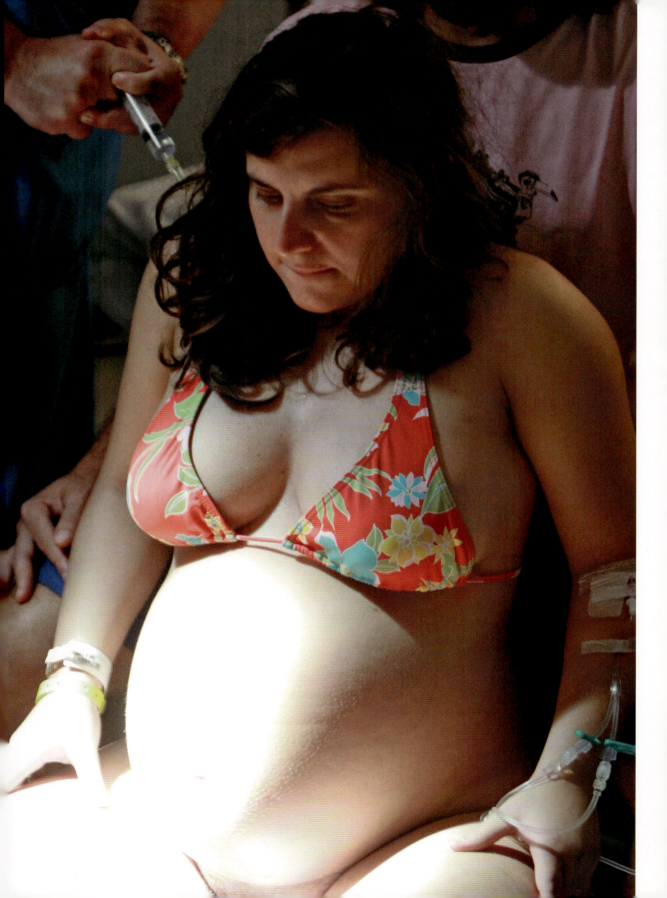

um pouco mais de dificuldade de lidar com contratempos como esse que aconteceu comigo, de a suíte estar ocupada e eu ter de esperar no quarto, onde não estava confortável. Digo aventureira no sentido de se lançar naquilo em que acredita, sem muita preparação. O parto, afinal, é um momento em que entramos em contato com nossos medos. Para avaliar aonde eu cheguei é preciso entender de onde vim, conhecer minha história completa, desde o início.

Anestesia sem tabu

Com exceção da dor, eu estava gostando das outras sensações do trabalho de parto e esperava continuar sentindo tudo, incluindo o contato do bebê na hora de nascer. Por isso fiquei um pouco decepcionada com a anestesia: não senti a passagem da minha filha.

Imagino que a vontade do anestesista era diminuir a minha dor sem me tirar a mobilidade. Tanto que, por um bom tempo, andei, sentei e conversei. Então pedi um pouco mais. E ele, muito profissional, me atendeu. Essa última dose deve ter sido o que me amorteceu totalmente, a ponto de eu não sentir a passagem.

Mesmo assim, não considero a anestesia um tabu. É ruim, porque você perde a sensibilidade, além de estar colocando uma substância para dentro de seu corpo. Mas não sou radical, acho que cada mulher deve ir até onde está preparada. E o parto tem de ser prazeroso de forma geral. Nesse sentido, a anestesia foi boa, porque acabou com o problema da dor.

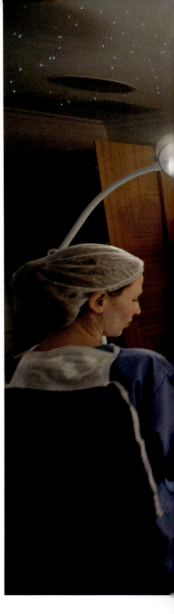

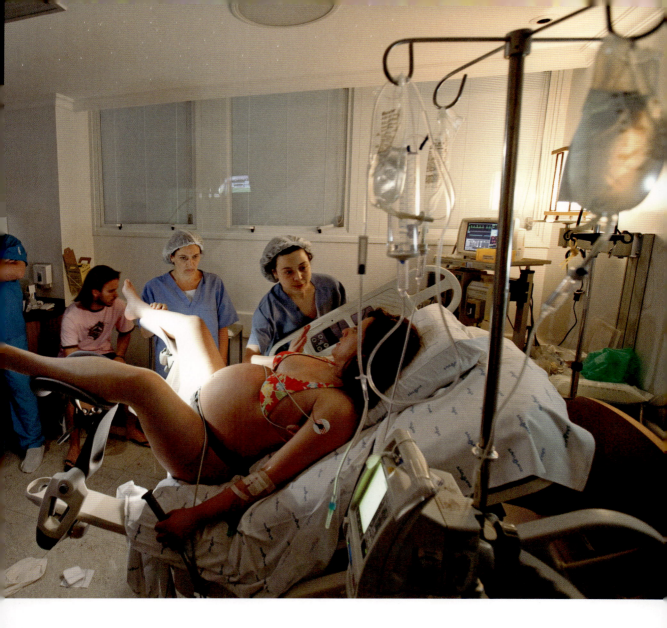

16:50 • Procurando posição

Depois de um tempo na banqueta, voltei para a cama. Estava tão receptiva que não via problema em mudar de posição. Eles me sugeriam e eu fazia. Não foi uma coisa imposta.

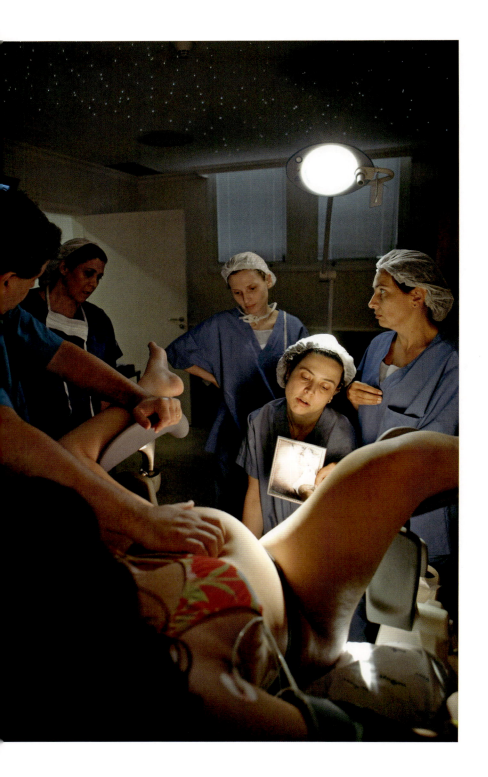

17:01 • Protagonista do parto

A médica disse que a Lara era cabeludinha. E me perguntou: "Quer ver?". Respondi que sim. Então ela me mostrou a imagem no espelho. É um exemplo de que nesse tipo de parto a equipe sempre procura facilitar a participação da mulher, abrir as portas para ela, independentemente de suas escolhas. Mesmo deitada, eu continuava participando.

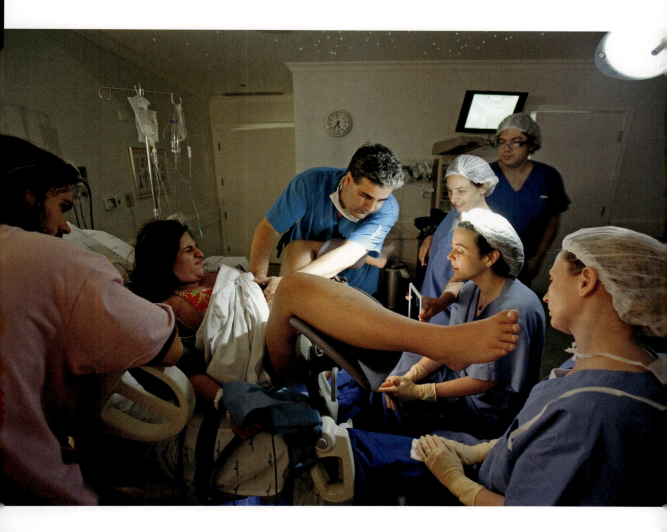

17:37 • Sem forças

Neste ponto, eu sentia pouco as contrações. Infelizmente isso aconteceu por conta de uma escolha minha, de tomar muita anestesia. Quando chegou a hora de fazer força, eu não conseguia. Um pouco antes havia pedido mais uma dose e o médico não queria dar. Insisti, disse que não estava mais aguentando, e ele deu. Abusei um pouco. Aí ele teve que empurrar.

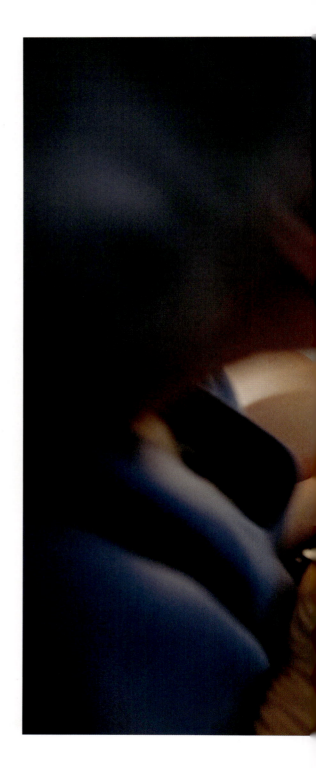

18:13 • Nasceu Lara

Essa é a hora do silêncio, da lágrima contida. A hora em que não sabemos muito bem o que está acontecendo: é o milagre da vida. Só quando eu e a Lara nos tocamos, pele com pele, é que o momento se tornou real, se materializou. Éramos só nós duas, como se a equipe não estivesse ali. Eu falava com ela e só ouvia minha própria voz.

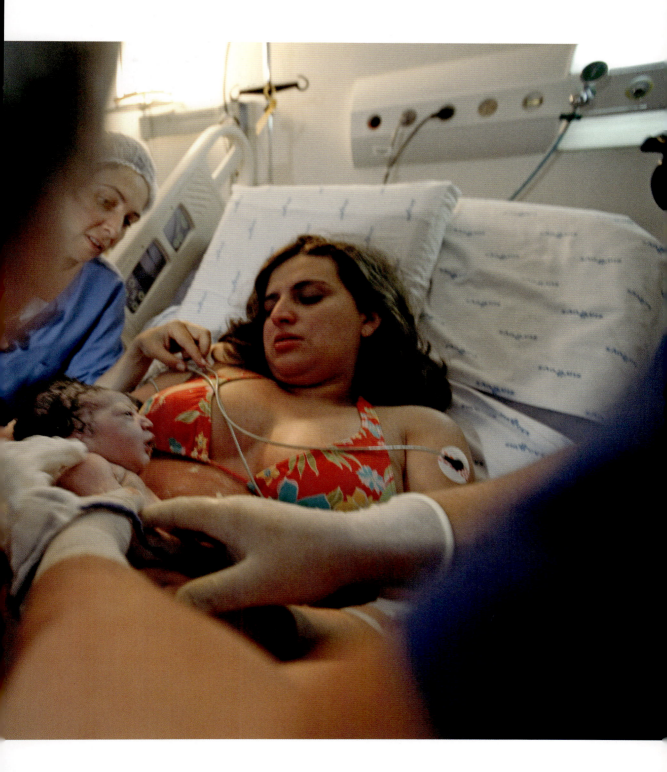

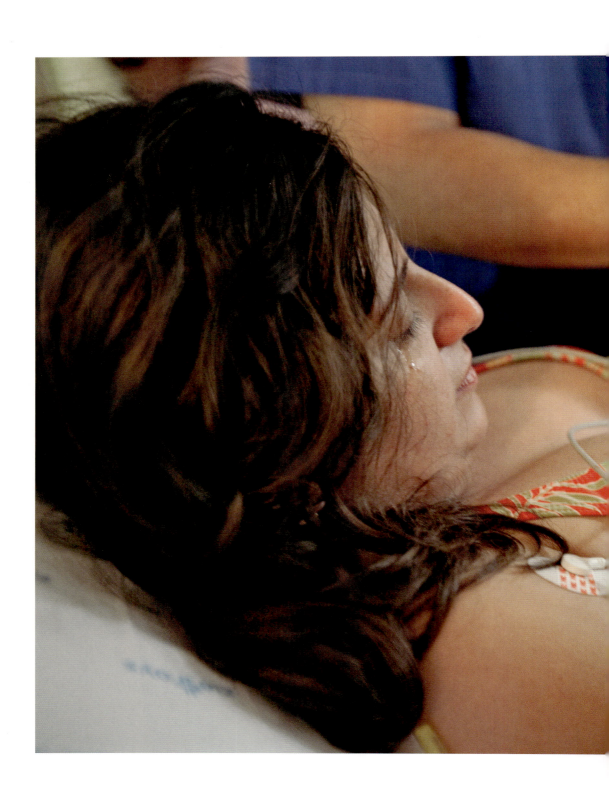

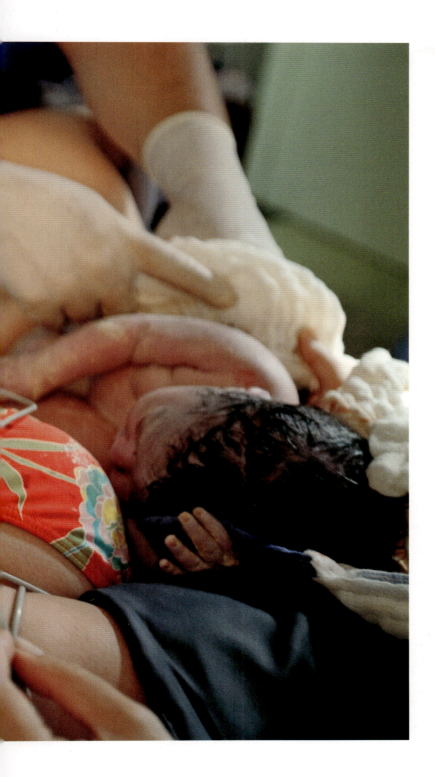

18:13 • Momento sagrado

Eu estava sensível, mas muito lúcida. E conseguia perceber em todos o respeito pelo sagrado daquele momento. No silêncio, me perguntava se minha filha ia chorar. Eu queria ouvir o chorinho dela, para ter certeza de que estava bem. Comecei a pedir carinhosamente: "Você não vai chorar, filha? Chora para a mamãe...". Então eu mesma refleti: "Por que precisa chorar?". O pediatra nos ajudou nesse primeiro contato, aninhando o corpo da Lara sobre o meu. Quando encontramos uma posição confortável para nós duas, pude relaxar. Eu sabia que estava tudo bem.

Lara nasceu

Primeiro fiquei em estado de choque, nem falava. Era tanta coisa passando pela minha cabeça que emudeci. Não tinha o que verbalizar. Nem chorar eu conseguia, de tão intenso que foi esse momento. Depois que me acalmei um pouco, derrubei uma lágrima. Só aquela.

Comecei a conversar com a Lara. Minha preocupação era saber se ela estava bem, aquela coisa de mãe, de instinto materno. Uma sensação que nunca vou esquecer foi o toque de pele com pele, que vai ficar gravado na minha memória para sempre. Era um misto de susto com uma sensação de milagre, que eu não conseguia colocar para fora.

O parto foi uma felicidade tremenda. Por saber que nós conseguimos, as duas. Ela fez o trabalho dela, eu, o meu, e juntas realizamos esse sonho. Cheguei aonde queria. O que eu desejava era o parto na banheira. Esse era o ideal. Mas, em toda a caminhada, sempre me mantive consciente de minhas possibilidades reais, valorizando tudo o que já havia superado.

Sabia que algumas coisas poderiam fugir do modelo sonhado, mas de qualquer forma seria prazeroso, porque eu já tinha vencido a cesárea. Ser protagonista do meu parto foi uma conquista, um legado que deixarei para a minha filha, um passo importante na minha história.

O parto é um marco, uma experiência que muda a nossa cabeça por completo, em que se amadurece muito. Depois de passar por tudo isso, eu não quero mais fazer coisas que não combinem comigo. Descobri que muito do que acredito está disponível, basta procurar... Foi assim que cheguei à escola da minha filha. A pedagogia Waldorf, com a qual mesmo sendo pedagoga, nunca havia tido contato, é um exemplo de algo que já estava dentro de mim e só depois descobri que existia no mundo lá fora.

Em vez de só lidar com o previsível, é preciso ver o que é bom para nós antes de fazer escolhas. Depois de passar por um parto – e olhe que eu não experimentei o natural, que deve ser mais intenso ainda – você acredita que tudo é possível. Basta mudar o seu ponto de vista.

18:59 • Troca de olhares

O pediatra embrulhou a Lara, colocou-a na água e mostrou para o pai: "Segura assim, ó". Acredito que esse tenha sido o momento mais especial do parto para ele. Esse olho no olho foi mágico para os dois.

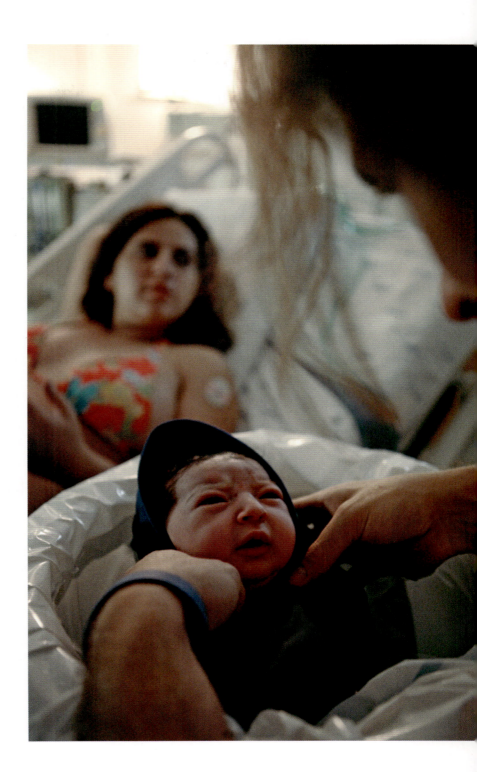

Parto normal, natural, humanizado. Qual a diferença?

Parto normal é sinônimo de parto vaginal. O que, na maioria das maternidades e dos hospitais brasileiros, inclui uma série de intervenções de rotina, ou seja, realizadas em todas as gestantes, independentemente da necessidade. As mais frequentes são: raspagem dos pelos pubianos, lavagem intestinal, administração de soro com ocitocina, episiotomia e fórceps nas mulheres que terão o primeiro filho. Já o parto natural é sem intervenções, nem anestesia. O parto humanizado, por sua vez, tem as seguintes características: 1. Respeito ao protagonismo da mulher, ou seja, é dela o papel mais importante. As decisões são tomadas em parceria com o profissional que a atende e não impostas numa única direção. 2. Não são realizadas intervenções de rotina, programadas; elas só ocorrem se forem imprescindíveis. 3. A necessidade ou não de intervenção é avaliada de acordo com as mais recentes evidências científicas e não com base na experiência pessoal do médico ou no que determina a rotina hospitalar.

Para que serve o banho de balde? Por que não de banheira?

Quase uma tradição nos partos humanizados, o banho de balde é uma forma de reproduzir as sensações do ambiente uterino, com o objetivo de relaxar e acalmar o recém-nascido. Primeiro o bebê é enrolado numa fralda de pano ou cueiro, o que cria uma situação de contenção, depois imerso até o pescoço em água morna. Por isso o balde, não a banheira. Luz suave e silêncio ajudam a criar o clima. No parto hospitalar, os pediatras humanizados ajudam nesse primeiro banho, dado ainda na suíte de parto, em geral pelo pai.

Que história é essa de usar biquíni no parto?

Na maioria dos hospitais, logo após a internação, a mulher em trabalho de parto é orientada a tirar suas roupas e pertences pessoais, colocá-los numa sacola plástica e vestir uma camisola hospitalar. Na visão da antropóloga americana Robbie Davies-Floyd, expressa num artigo em que fala do chamado "parto tecnocrático", esse procedimento faz parte de um ritual no qual a mulher é simbolicamente despida de sua individualidade, de sua autonomia e de sua sexualidade. No parto humanizado, mesmo quando realizado no hospital, isso não acontece. A mulher tem liberdade para escolher como deseja se vestir – uma das opções mais bonitas e práticas é o biquíni – ou mesmo para ficar sem roupa, se preferir. Pode ainda manter seus objetos pessoais e continuar usando os óculos de grau, se for o caso.

ANDRÉIA, MARCELO & Maura

"Mãe de dois meninos nascidos de parto normal na maternidade, escolhi ter minha terceira filha em casa, com parteira. Maura nasceu dentro d'água, de madrugada, depois de uma dezena de contrações muito intensas. No mesmo dia, eu e Marcelo recebemos a família para o almoço de domingo."

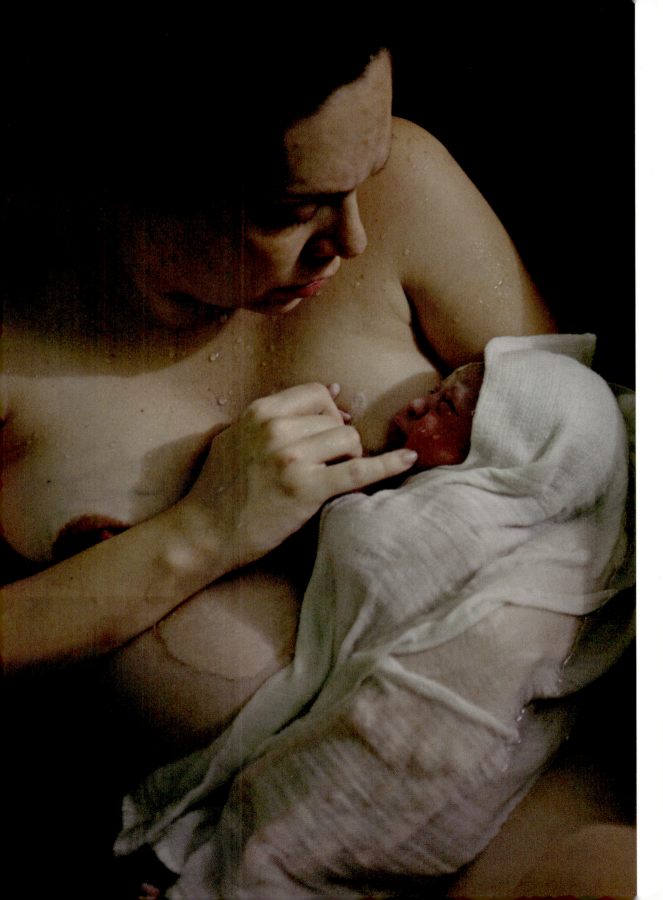

Não tenho medo de parto. Jamais passou pela minha cabeça fazer uma cesárea por ser mais conveniente, por não doer ou por outro motivo qualquer. Há muitos anos, assistindo à novela *Pantanal*, vi uma cena que me marcou muito: uma mulher teve bebê de cócoras, na beira do rio. Lembro de minha mãe ter comentado que aquele era o melhor jeito de dar à luz. "Olha como é mais fácil. Ela teve o bebê quietinha. Por que a mulher da cidade acha que ter bebê dói, que precisa berrar?", questionou.

Embora pensasse assim, ela mesma nunca teve um parto normal. Eu nasci de cesárea por placenta prévia (cobrindo o colo do útero). Um dia antes da data provável do parto, o médico fez um exame de toque e a luva saiu ensanguentada, porque a placenta estava na frente. Ele falou que minha mãe precisava ir direto para a maternidade, que o bebê deveria nascer logo. Por ser véspera de Natal, não tinha táxi. Então ela não foi. Preferiu esperar o feriado passar – nasci no dia 27 de dezembro. O médico ficou bravo, disse que ela havia corrido perigo.

Minha mãe queria muito o parto normal, tinha se preparado para isso, feito curso e ginástica. Na hora da cirurgia ficou muito nervosa, começou a gritar, disse que estava sentindo dor e lhe deram anestesia geral. Quando acordou, teve um choque: havia deitado com barriga e acordado sem. Acho que só superou esse trauma 25 anos depois, quando viu meu primeiro filho nascer. Ela teve outras duas cesáreas: minha irmã do meio estava sentada e, quando nasceu a caçula, ela quis fazer ligadura de trompas. Aproveitou a cirurgia para isso.

Dois partos normais

Meus dois primeiros filhos, Matheus e Leonardo, nasceram no hospital, ambos em partos induzidos, com anestesia e fórceps. O primeiro parto foi tranquilo. Cheguei ao hospital às oito da manhã.

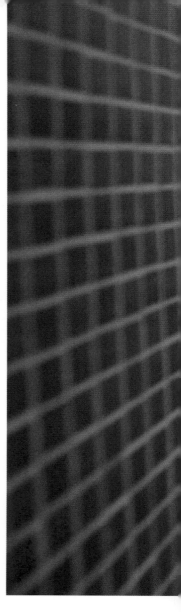

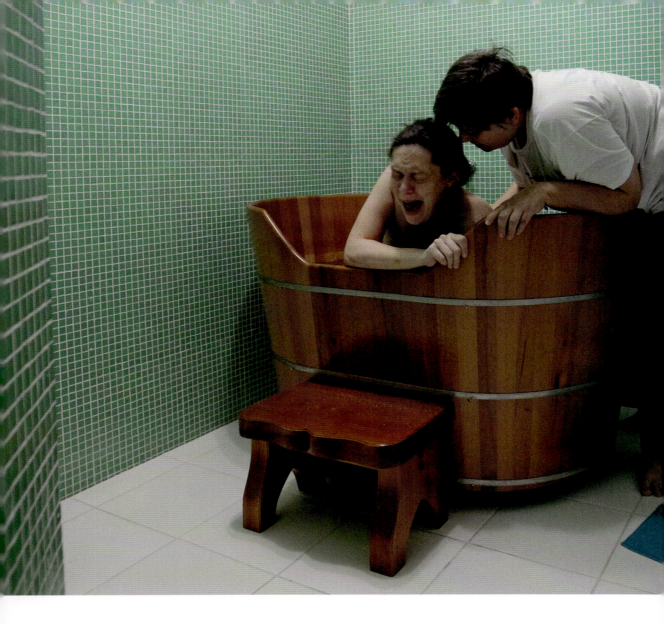

04:17 • Intensidade máxima

Quando estava começando a ficar com vontade de gritar, entrei na banheira de água quente. Nas primeiras contrações, eu apenas virava de lado e prestava atenção em mim mesma. Logo estava realmente gritando. Parecia que não havia intervalo entre uma contração e outra. Se ao menos tivesse um minuto para descansar... A doula ficou comigo fazendo massagem.

A indução com ocitocina apenas desencadeou o trabalho de parto, que engrenou muito bem depois. Ao meio-dia eu já estava com seis centímetros de dilatação, e a bolsa estourou. Depois que tomei a anestesia, contei apenas três contrações e o Matheus nasceu. Eram 14:00 horas. Se eu soubesse que a pior parte da dor já tinha passado, teria recusado a anestesia.

O segundo parto, quando nasceu Leonardo, foi diferente: a indução não funcionou. A bolsa estourou às 18:00 horas. Como o tempo máximo de bolsa rota (após o rompimento) tolerado pela médica era de 12 horas, o prazo para o bebê nascer se esgotaria às 6:00 horas. Passei a madrugada recebendo ocitocina na veia, em doses cada vez maiores. De manhãzinha, ela me deu mais uma chance: disse que sairia para tomar um café e esperava que, ao voltar, as coisas estivessem melhores, já que o trabalho de parto não progredira muito até então. Chorei desesperada. Depois de uma hora, as contrações começaram e o Leo nasceu muito rápido também. Embora mais difícil, o segundo parto teve coisas boas. Pude comer, andar e ficar na água: tudo que desejara para me sentir mais confortável no nascimento do Matheus.

Depois de um tempo, comecei a questionar se eu realmente precisava ter passado por todas aquelas intervenções médicas. Parecia que faltava alguma coisa, sentia uma espécie de frustração. Sentia também certa tristeza ao pensar que eu nunca mais teria barriga, nunca mais sentiria o bebê mexendo. É que o Marcelo queria apenas dois filhos. Por mim, se eu pudesse, teria cinco, sete. Inicialmente me conformei com a ideia de não ter mais filhos. Depois decidi ter mais um e tratei de convencer meu marido.

Buscando informação

Quando fiquei grávida pela primeira vez, queria muito ler sobre o assunto. Encontrei um livro que mencionava os benefícios de andar durante o trabalho de parto, do uso da água para aliviar a dor e da posição de cócoras, mas, por outro lado, referendava várias intervenções, como indução e anestesia de rotina. Na época, uma amiga também estava grávida e eu conversava muito com ela sobre o assunto.

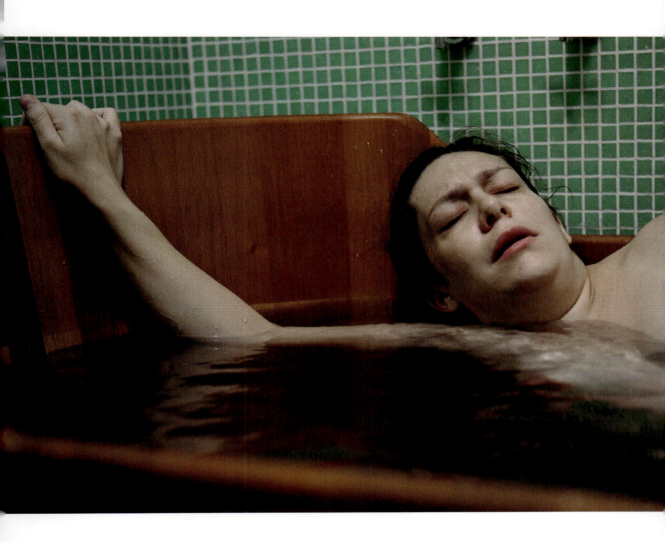

04:26 • Água ou anestesia?

A água trazia uma sensação muito gostosa. Mas eu pensava mesmo era naquela anestesia que faz passar tudo... Num certo momento, a dor começou a irradiar para a parte da frente da coxa. Minha perna fraquejou e achei que não ia aguentar mais. A doula me disse para ficar tranquila, que a neném já ia nascer. Não acreditei. "Por que ela quer me enganar? Isso aqui acabou de começar", pensei.

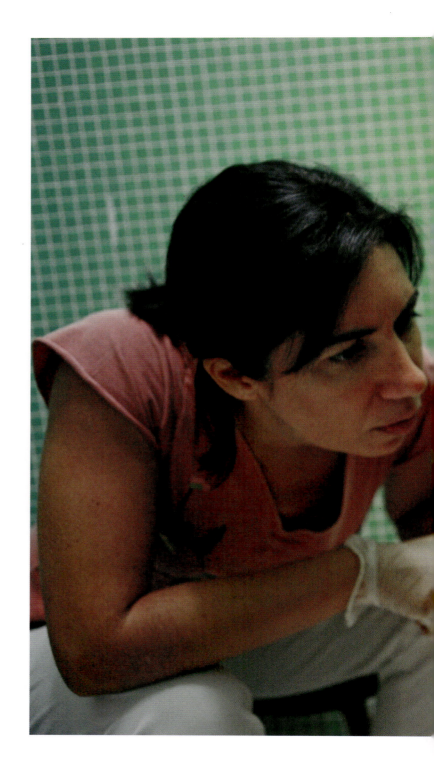

04:31 • Cara a cara com a parteira

"Você acha mesmo que já vai nascer? Será que dilatou tudo?", perguntei à parteira. Não me recordo do que ela respondeu, mas me lembro de ter finalmente acreditado que a Maura estava nascendo, o que me deixou mais calma. Eu tinha muita vontade de fazer xixi e queria ir para o vaso sanitário, mas desisti e resolvi ficar onde estava.

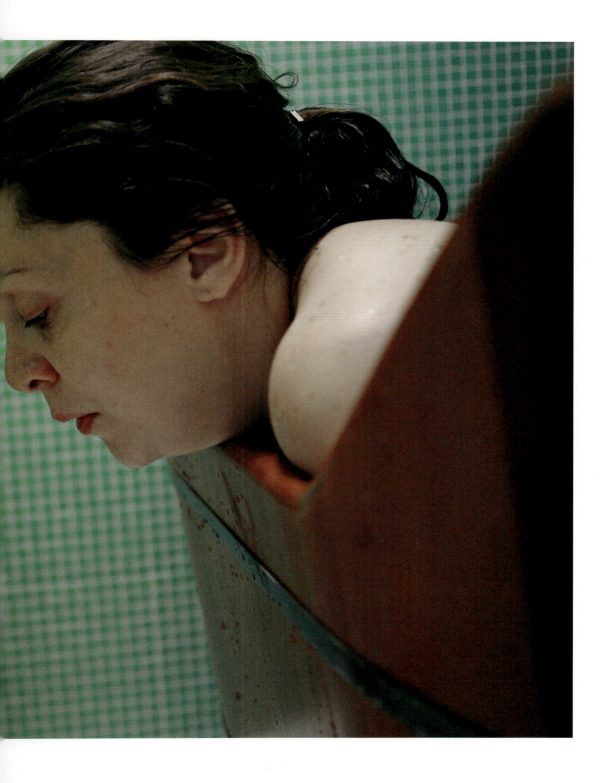

Na segunda gravidez, não tinha ninguém com quem trocar experiências. Então procurei na internet um grupo de discussão sobre gravidez e parto. Quando entrei na lista e comecei a tomar contato com o parto em casa, achei aquele povo um bando de doidos. Eu participava do grupo e gostava, mas tinha algumas restrições. Depois do nascimento do Leo, saí da lista por um tempo. Voltei um ano depois, com um modo de pensar mais próximo ao do grupo.

Fui mudando de opinião sobre o parto domiciliar aos poucos. Mas, antes mesmo de engravidar de novo, já achava que meu terceiro bebê nasceria com parteira. Queria um parto natural mesmo – sem ocitocina e sem anestesia. Daquela vez eu não abriria mão disso. Lembro de ter comentado com uma amiga que, se eu tivesse outro filho, seria com parteira e em casa, pacote completo, para no futuro não querer engravidar de novo por ter perdido a oportunidade de vivenciar alguma coisa.

Quando fiquei grávida da Maura, aos trinta anos, conversei com a médica sobre meu desejo de um parto sem intervenções, o mais natural possível. Para minha surpresa, ela concordou. "Eu faço o seu parto natural do jeito que você quiser. Dou antibiótico para poder esperar várias horas com a bolsa rota, se for o caso", garantiu.

Fiquei numa situação delicada. Como explicar que, mesmo que ela fizesse tudo que eu queria, não era assim que eu desejava ter minha filha? Foram meses de agonia. Desmarquei e remarquei consultas várias vezes até conseguir contar que pretendia ter o bebê com uma parteira. Não queria que ela ficasse chateada.

Antes de tomar a decisão final, consultei também um obstetra humanizado. Imaginava que seria mais fácil convencer meu marido a aceitar o parto em casa se tivesse o acompanhamento de um médico. Mas o Marcelo criou uma birra com ele, que até hoje não sei como explicar. Não ia comigo às consultas e não queria falar no assunto.

04:34 • Maura nasce

Alguém me disse para chamar a minha filha: "Vem, Maura!". Senti uma contração diferente, tinha algo lá embaixo. Apoiei na borda da banheira e comecei a contar, acho até que em voz alta, para não perder a concentração. Lembro que ainda me preocupei: "Se tiver a menina nessa posição, será uma confusão, como vão me entregar o bebê?". Fiz então uma força grande, tudo passou e lá estava a Maura, no meu colo, gentilmente amparada pela parteira.

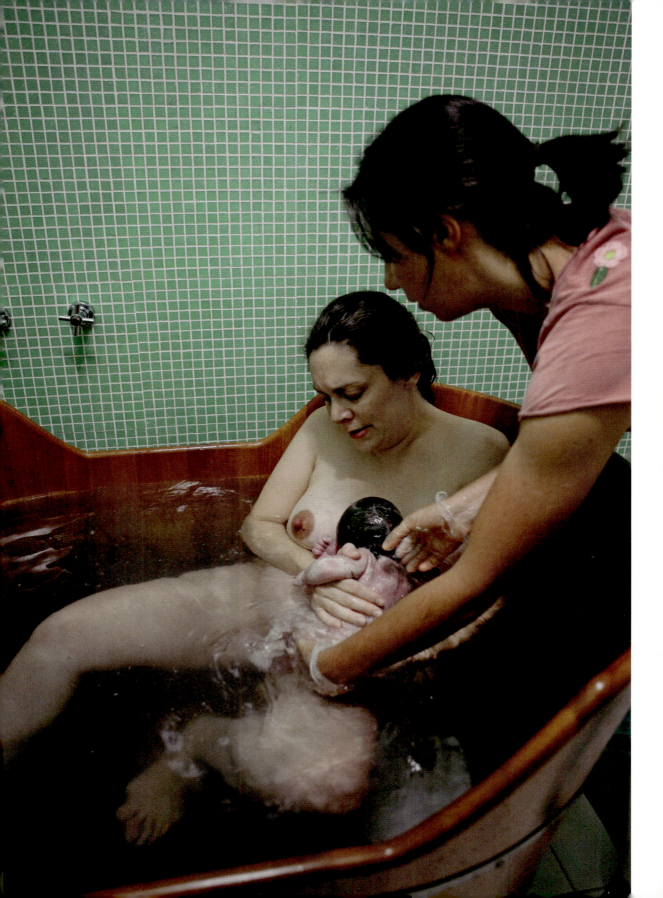

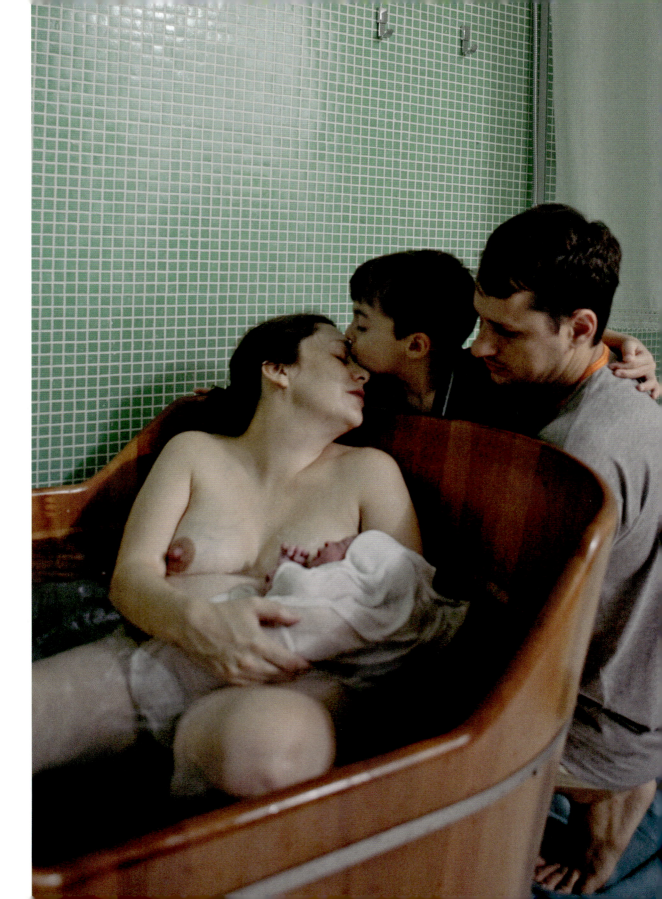

Então eu pensei: "Vou resolver por minha conta". Por fim, meu marido concordou. "Se você quiser o parto domiciliar, pode fazer. Mas não me peça para ficar segurando a sua mão, porque eu não vou aguentar." Eu sabia que não era o caso de insistir. No nascimento do Leo, fiz questão que ficasse comigo e ele passou muito mal, só de olhar.

A escolha da parteira

Eu estava em dúvida sobre conversar ou não com uma parteira que já conhecia. Mantinha uma relação de muita confiança com ela, que havia me ajudado quando tive dificuldade de amamentar o Leo, numa época em que ele esteve doente. A oportunidade surgiu quando o médico que vinha me acompanhando tirou férias e precisei de uma consulta. Deu certo. Fiquei muito mais à vontade com a parteira. Talvez por isso o Marcelo também tenha relaxado e começado a encarar todo o processo do parto domiciliar com mais naturalidade. Eu me sentia muito segura, por isso a escolhi.

O pré-natal com parteira é muito diferente daquele feito pelo obstetra. Para começar, com o médico você marca uma consulta, vai até o consultório e espera para ser atendida, ou seja, muda toda a sua rotina. Com a parteira, não. Ela vinha me examinar em casa do mesmo jeito que se faz numa consulta médica. Mas o mais importante era a nossa conversa. Costumava sentar com ela na cozinha, tomar um lanche e contar o que eu estava sentindo, falar da reação das crianças e do meu marido à chegada do bebê. Lembro que era sempre muito gostoso conversar sobre tudo isso.

04:37 • Em família

Alguém acordou o Matheus, que veio conhecer a irmãzinha. Marcelo se juntou a nós. Ficamos os quatro por alguns instantes ali, a sós. Meus partos anteriores, na maternidade, com todo aquele aparato, tinham sido verdadeiros eventos. O nascimento da Maura, não. Foi tão normal, tão simples! Em nenhum momento pensei: "Nossa, estou em casa, e se acontecer alguma coisa, o que vou fazer?". Foi tudo muito tranquilo.

O nascimento de Maura

Hoje, brinco que meu trabalho de parto foi feito em prestações e durou 20 dias. Mas 2 dias antes de nascer a Maura, depois que completei 38 semanas e nada de o parto acontecer, fiquei quase louca. Para desabafar, mandei uma mensagem ao grupo de discussão com um título que resumia tudo: "Pródromos sem fim e a espera".

Eu vinha de semanas de pródromos (falso trabalho de parto; ver explicação no final do capítulo), cansada e desiludida com as contrações que começavam, ritmavam e de repente paravam. Estava de 38 semanas e 2 dias, minha gestação mais longa. No texto, perguntava se eu tinha alguma possibilidade de ajudar o trabalho de parto a engrenar. E descrevia como estavam sendo os momentos finais da gravidez, que chamei de pródromos sem fim: "É incrível como tem dias em que fico péssima por horas, sentindo uma contração após a outra, mal conseguindo andar. De repente tudo para e me sinto como se ainda estivesse de sete ou oito meses", escrevi.

Logo em seguida, minha parteira ligou. Ela acabara de ler minha mensagem, pois também participava do grupo de discussão. Propôs que eu tomasse um remédio homeopático. Comecei naquele mesmo dia, uma sexta-feira. Tive uma noite de sono maravilhosa, sem contrações.

No sábado de manhã me sentia muito bem. Minha mãe passou em casa querendo levar o Matheus para a praia. Eu adoro que ele viaje com os avós, mas naquele dia não deixei. Sentia que precisava dele perto de mim. Almoçamos fora e à tarde fui ao cinema com meu filho mais velho. Quando cheguei em casa, fiquei irrequieta. Num determinado momento, percebi que fazia bastante tempo que o bebê não se mexia. Sabia que algo estava acontecendo, mas não imaginei que fosse o início do trabalho de parto. Cheguei a pensar que tivesse perdido minha filha. Comecei a chorar.

Precisei ficar sozinha. Comi um sanduíche e me deitei para contar os movimentos dela. Maura estava mesmo quietinha. Deitei no sofá e aproveitei para curtir a barriga. Notei que estava com contrações bem fraquinhas, mas nem as levei em consideração: não eram nada em comparação com o que já havia sentido nos dias anteriores.

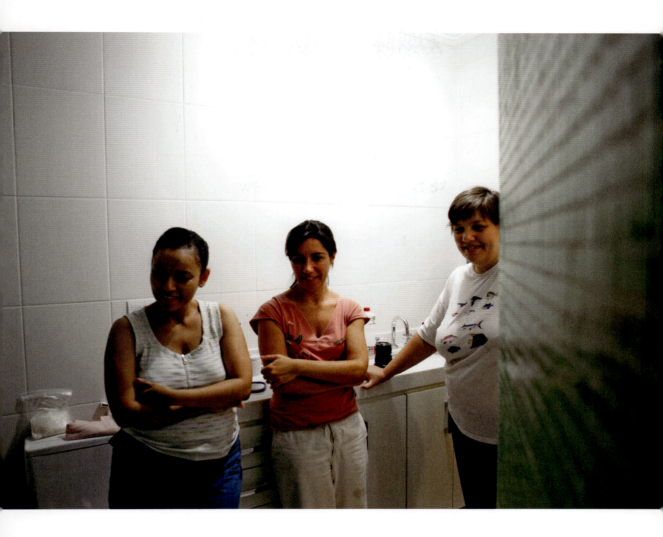

04:38 • Presença discreta

Uma amiga obstetra que também acabara de ter sua filha em casa veio me fazer companhia. Foi o primeiro parto domiciliar que ela assistiu. Pouco tempo depois, passou a atender partos em casa. Minutos após o nascimento, essa amiga, a parteira e a doula se afastaram um pouco. Ficaram nos observando de longe, com muito respeito pelo nosso momento inicial com o bebê.

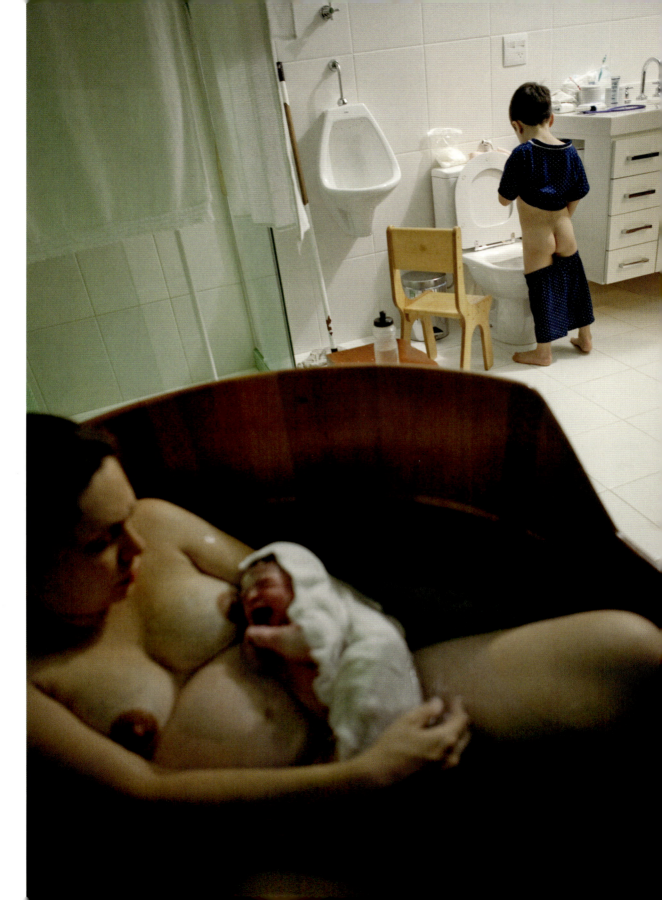

Resolvi tomar um banho e, assim que saí do chuveiro, senti uma água escorrer pelas pernas e vi um pouco de líquido no chão. "Ai, não... De novo a bolsa estourou antes do trabalho de parto", desanimei. Fiquei preocupada porque, no nascimento do meu segundo filho, tinha sido esse o motivo da indução: bolsa rota. Em seguida, reparei ter perdido um tiquinho de tampão (secreção que protege o colo do útero). Era meia-noite.

Liguei para a parteira e passei a monitorar as contrações, que rapidamente começaram a vir, embora bem fracas e com intervalos irregulares. Eu e o Marcelo deitamos na nossa cama e começamos a anotar os intervalos enquanto pensávamos no que fazer. Minha mãe e uma das minhas irmãs estavam na praia; minha sogra, no interior. E o resto da família fora convidado para almoçar em casa no dia seguinte, um domingo. O pernil já estava de molho.

Como achávamos que eu passaria o domingo inteiro em trabalho de parto, não queríamos alarmar ninguém de madrugada. Ficamos em dúvida sobre o que fazer. Marcelo logo resolveu o impasse: às seis da manhã, avisaríamos.

A parteira e a doula chegaram por volta de uma e meia da manhã. Para ajudar no parto e regularizar as contrações, a parteira fez um chá de canela com gengibre e me deu a tal tintura homeopática.

O que era essa tintura? Parecia bruxaria! As contrações vieram de verdade, a cada 12 minutos. Eram fortes e longas, da barriga até as costas. Lembro de estarmos na cozinha, a parteira no fogão e eu sentada, tentando não parar de falar durante uma contração. Nessa hora entendi o que era uma contração de trabalho de parto, com aquela dor que subia pelas costas.

Uma hora depois, apesar das contrações, estava tudo tranquilo e pensei em dormir um pouco. Deitei no quarto e ela me disse para tomar mais uma colherada da "bruxaria". Logo senti as contrações ficarem mais fortes e pensei comigo mesma que não tomaria mais nada.

Fiquei no quarto, a equipe na sala de tevê e o Marcelo foi dormir com os meninos. Logo eu não conseguia mais deitar, nem queria ficar sozinha. Fui sentar no sofá da sala, mas era tão incômodo

04:41 • Xixi polêmico

Muita gente se surpreende com esta foto. "O Matheus está fazendo xixi perto dela, que acabou de nascer?", estranham. Como se o xixi fosse sujo, nascer fosse limpo e o fato de os dois estarem tão próximos pudesse fazer algum mal para o bebê. Costumo responder: "Você sabe por onde ela saiu? Então, qual é o problema?". A vida continua. O bonito do parto é justamente ser uma coisa tão natural, tão normal, que minha filha nasceu sem que o mundo tivesse que parar por causa disso.

que resolvi voltar para o meu quarto. Tentei dormir, não consegui. As contrações se tornaram mais fortes e longas. Eu precisava me concentrar para passar por elas. Fiquei de quatro, movimentando o quadril por duas contrações. Depois, isso já não era mais suficiente. Andei pelo corredor, deitei e fiquei de cócoras apoiada na cama. Quando já estava com vontade de gritar, perguntei se podia ir para a banheira. A doula me acompanhou. Entrei na água quente. Daí para a frente, tudo aconteceu muito rápido.

Lembro de ter sido surpreendida por uma contração-monstro: muito forte e longa, tomando barriga, costas, pernas. Tentei todas as posições para suportá-la: de lado, de quatro, apoiada, deitada, quase fora da água... De repente, passou. Pude descansar um pouco. Na contração seguinte, ardeu. Era minha filha saindo. Coloquei a mão na cabecinha dela: ainda tenho essa sensação nas pontas dos dedos... Mais uma contração, fiz uma força muito grande e tudo passou. Lá estava a Maura no meu colo.

Que sensação maravilhosa ter aquele ser tão pequenino, fofinho e inchadinho no meu colo. Como eu te amo, minha filha! Ela chorou. E aos poucos foi se acalmando. Fiquei um tempão na banheira, só namorando a minha pequena.

O cordão parou de pulsar. Matheus, com a ajuda do pai, cortou a "cordinha", como ele chamava o cordão umbilical. Nada como poder estar em meio à família e a pessoas tão queridas e especiais. Como foi bom, tranquilo e natural!

Às oito da manhã avisamos a família. Vieram todos almoçar em casa.

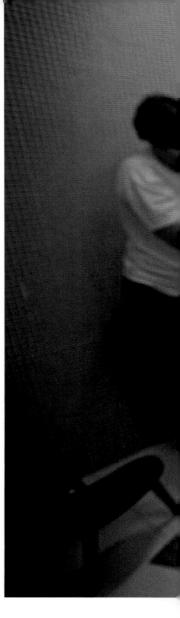

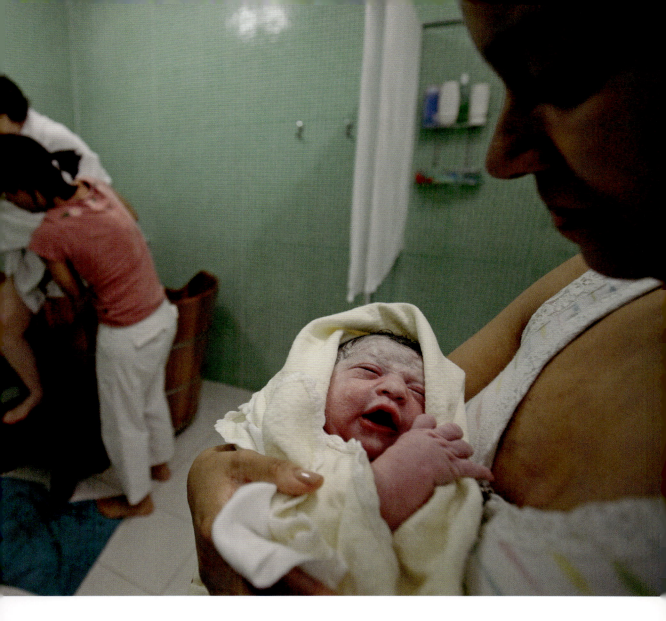

04:49 • Depois da banheira

Maura foi para o colo da minha amiga enquanto a doula e a parteira me ajudavam a sair da banheira. Chegando na cama, tive mais contrações. Senti dor e vontade de ficar de cócoras. "Depois de tudo isso, ainda tinha que doer para parir a placenta?", pensei. Sentei na banqueta de parto ao lado da cama. Em três minutinhos a placenta saiu.

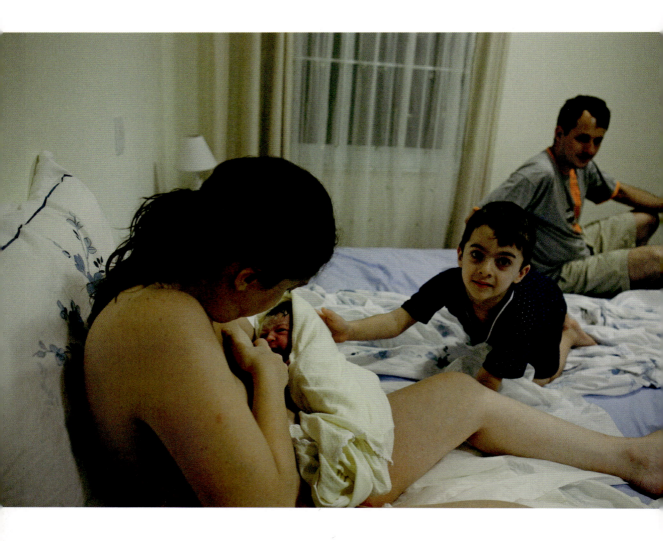

04:57 • Descansar e curtir

Depois de viver tudo isso, foi uma delícia deitar na cama com minha filhotinha mamando, meu filho mais velho e meu marido. Ainda hoje me pergunto como passei pelo parto sem pensar em ir para o hospital em nenhum momento. Coragem? Para mim, corajosa é quem entra no carro naquele estado em que eu estava. É claro que num certo ponto eu gritei por anestesia. Mas foi no sentido de "alguém me ajude, quero que isso passe".

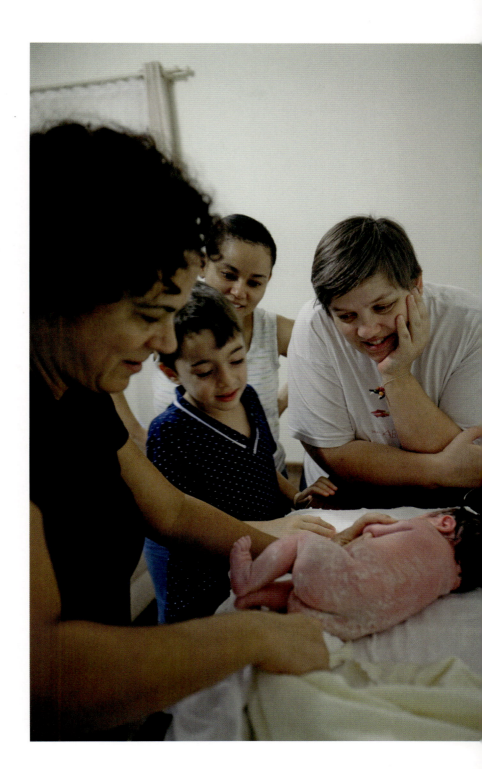

05:37 • A pediatra

Ela chegou logo depois do parto, para examinar Maura. Matheus quis acompanhar tudo, ao lado da minha amiga e da doula. Quando a pediatra disse que nossa filha estava ótima, o Marcelo se tranquilizou. Mais tarde, ele comentou comigo que tinha achado muito bom ter sido em casa, que não há nada que se compare ao parto domiciliar.

Quem são e como trabalham as parteiras?

Você certamente já ouviu falar das parteiras tradicionais, que atuam nos lugares mais remotos do Brasil, auxiliando as mulheres a dar à luz. Profundas conhecedoras da arte de partejar, ou seja, de trazer os bebês ao mundo naturalmente, são donas de um saber tradicional, transmitido de geração para geração. Costumam dizer que não escolheram o ofício, mas foram escolhidas por ele: trata-se de um dom, não de uma profissão. Já as parteiras profissionais são enfermeiras obstetras (com pós-graduação em obstetrícia) ou obstetrizes (desde 2005 a Universidade de São Paulo oferece um curso de graduação em obstetrícia). Ambas são profissionais habilitadas para assistir o parto normal. Em sua prática cotidiana, aliam conhecimentos técnicos e sensibilidade. Sem descuidar da segurança, oferecem um cuidado respeitoso e individualizado, que considera as necessidades físicas e emocionais da mulher antes, durante e depois do parto. Especialistas em parto normal, elas têm por princípio que parto não é doença, mas um processo fisiológico que precisa de cuidados médicos apenas em determinadas situações. Conhecidas lá fora como *midwives*, são muito numerosas nos Estados Unidos e na Europa. Na Holanda, um terço dos partos acontece em casa, com o acompanhamento dessas profissionais. No Brasil, embora ainda sejam poucas as parteiras que atuam de forma independente, elas têm sido cada vez mais procuradas por casais em busca de assistência humanizada no ambiente domiciliar. Na rede pública, atuam principalmente nas casas de parto, prestando assistência a gestantes de baixo risco.

O que são pródromos?

São um conjunto de sensações que antecedem o trabalho de parto e podem se prolongar por vários dias ou mesmo por semanas antes do nascimento. Como incluem contrações doloridas, muitas mulheres acreditam estar prestes a dar à luz, daí serem os pródromos também conhecidos como falso trabalho de parto. Para diferenciar as duas situações, deve-se observar a intensidade das contrações e o intervalo entra elas. Nos pródromos, elas são irregulares e podem parar depois de algum tempo. No trabalho de parto, são ritmadas e acontecem a intervalos cada vez menores. Isso é importante porque, se a mulher em pródromos procura a maternidade e é internada precocemente, ou seja, antes de estar em franco trabalho de parto, aumentam suas chances de acabar numa cesárea por conta das intervenções para acelerar o trabalho de parto. Por isso, o ideal é esperar o máximo possível em casa – de preferência na companhia de uma doula experiente – até que o trabalho de parto engrene e as contrações ocorram a cada três ou quatro minutos.

Que história é essa de "parir a placenta"?

Formada no início da gestação, a placenta é o órgão encarregado de levar nutrientes e oxigênio ao bebê. Depois do nascimento, o útero a expulsa, por meio de contrações. No parto humanizado, o médico ou a parteira aguardam seu desprendimento espontâneo, limitando as intervenções aos casos de sangramento excessivo. No parto normal hospitalar padrão, por outro lado, é frequente a realização de manobras como a massagem uterina e a tração por meio do cordão umbilical. O risco desse tipo de intervenção é de que parte da placenta permaneça no útero, podendo causar infecção e hemorragia pós-parto.

JOSY, MÁRIO & Sofia

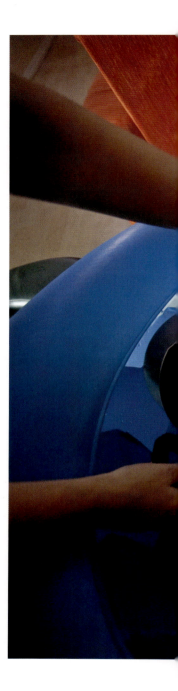

"Ao longo da gravidez, consegui o apoio de Mário para um parto em casa, com parteira. Sabia que havia uma pequena chance de transferência para o hospital. Só não imaginei que fosse acontecer justo comigo. Sofia nasceu numa maternidade pública perto de casa."

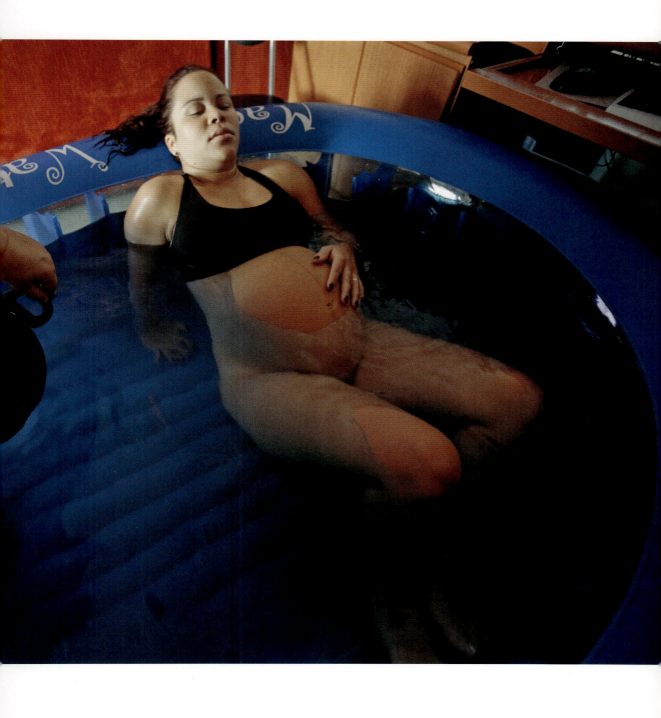

Queria muito ser mãe, mas adorava a vida boêmia que eu e o Mário levávamos. Música e amigos sempre fizeram parte de nossa rotina. E eu sabia que, depois de engravidar, isso mudaria para sempre. Logo que casamos, ele estava louco para ter filhos. Decidi levá-lo em banho-maria até terminar a faculdade, no ano seguinte.

Assim que me formei, parei de tomar o anticoncepcional e passei a anotar a data do meu ciclo menstrual, o que nunca tive o hábito de fazer. Quatro meses depois fui ao ginecologista, falei da minha vontade de engravidar e ele me pediu alguns exames. Demorei para marcá-los. Nesse meio-tempo, comecei a sentir meu corpo diferente. Os seios estavam maiores e as aréolas, mais escuras.

A menstruação atrasou. Esperei duas semanas até que um dia, na hora do almoço, fui ao shopping e comprei um teste de farmácia. Uma linha azul ficou bem forte e a outra fraca. Positivo? Mesmo sem muita convicção, liguei para o meu marido e contei. Ele ficou muito feliz, mas eu ainda estava em dúvida e queria repetir o teste. Dois dias depois fiz outro, logo pela manhã. As linhas apareceram bem fortes. Confirmado! Marquei médico. Avisamos todo mundo e foi uma festa só. Eu estava com 26 anos.

Quando tive a certeza da gravidez, comecei a pesquisar o assunto na internet. Tinha muito medo da dor do parto e isso mexia demais comigo. Pensava: como será essa dor? E tentava encontrar respostas diante da tela do computador. Levei minhas dúvidas para o médico que me atendia na época, mas ele não costumava explicar as coisas em detalhes, falava como se eu já soubesse de tudo. Eu queria morrer com isso!

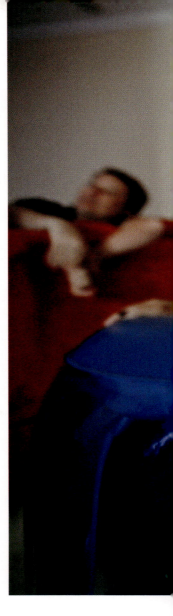

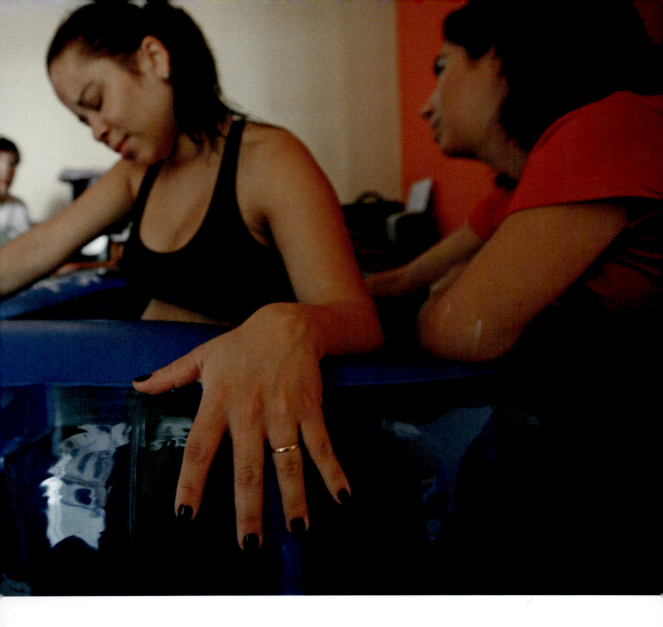

10:02 • Tudo azul

A equipe havia chegado de manhãzinha. Eu sentia contrações fracas desde a madrugada, quando também comecei a perder um pouco de líquido. Perto da hora do almoço, as parteiras afastaram os móveis e montaram a banheira no meio da sala. Eu não via a hora de entrar na água, pois sabia que aliviaria muito a dor. As contrações eram como cólicas muito fortes, que iam e vinham em ondas.

Medo de quê?

Encontrei o que vinha buscando no site Doulas do Brasil. Lá conheci a história de uma doula que havia escolhido a profissão depois do nascimento dos filhos, a mais velha de cesárea e o mais novo de parto normal. O que mais me emocionou em sua história foi saber que ela tinha passado 12 horas em trabalho de parto, confinada e sozinha, sem entender o que estava acontecendo com seu corpo. Comecei a me imaginar naquela situação: com dor e sem ninguém querido por perto. Descobri que, além da dor, eu também tinha medo de ficar sem acompanhante na hora do parto. Queria pelo menos meu marido comigo.

Estava grávida de 14 semanas quando entrei em contato com ela pela primeira vez e fui convidada para participar das reuniões de um grupo de apoio, em Pinheiros, zona oeste de São Paulo. Mas, como moro do outro lado da cidade, na Água Rasa, zona leste, ficava ensaiando, ensaiando e nunca conseguia ir. Numa de nossas trocas de e-mail, a doula me perguntou se meu médico realmente fazia parto normal. Eu não tinha certeza. Como já não estava lá muito satisfeita com o atendimento dele, pedi a ela a indicação de outro profissional.

Troca de médicos

Quando contei ao Mário meu plano de trocar de médico, ele ficou muito nervoso. Não conseguia entender por que pagar particular, se tínhamos convênio. Parecia uma frescura minha. Depois de muita conversa, ele topou ir comigo à consulta com a médica humanizada que a doula havia me indicado. De cara, percebi uma grande afinidade entre nós duas. E senti que podia realmente confiar nela, algo que nunca havia acontecido com o outro médico. Na saída, perguntei ao meu marido: sentiu a diferença?

Não foi fácil convencê-lo. Mudar de médico era uma opção realmente complicada por conta de nossa situação financeira. Fiz um auê em casa, mas consegui: o pré-natal foi com a médica que eu escolhi. Nos meus planos, teria o bebê num hospital particular, assistida pela médica humanizada e a doula que havia me orientado desde o início. Quando colocamos os custos na ponta do lápis, porém, o bicho pegou: não tínhamos dinheiro para bancar um parto assim.

Precisávamos pensar em outra saída. O medo começou a tomar conta de mim e eu não conseguia encontrar uma luz. Já me via na mesa de cirurgia, coberta por aquele pano azul horroroso, minhas mãos amarradas, meu corpo invadido, o bebê sendo retirado pelo médico numa cesárea. Não era nada do que eu queria. Chorei muito.

10:10 • Marido parceiro

Para encher a banheira inflável, uma mangueira foi ligada ao chuveiro. Da cozinha, a doula ajudava trazendo panelas de água quente. De mãos dadas com Mário e alheia à movimentação da equipe, eu recebia as contrações com muita confiança. A presença dele o tempo todo ao meu lado foi essencial para que me sentisse apoiada.

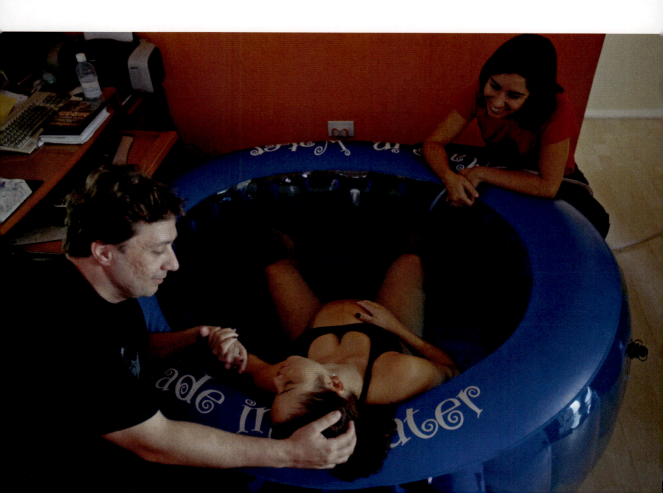

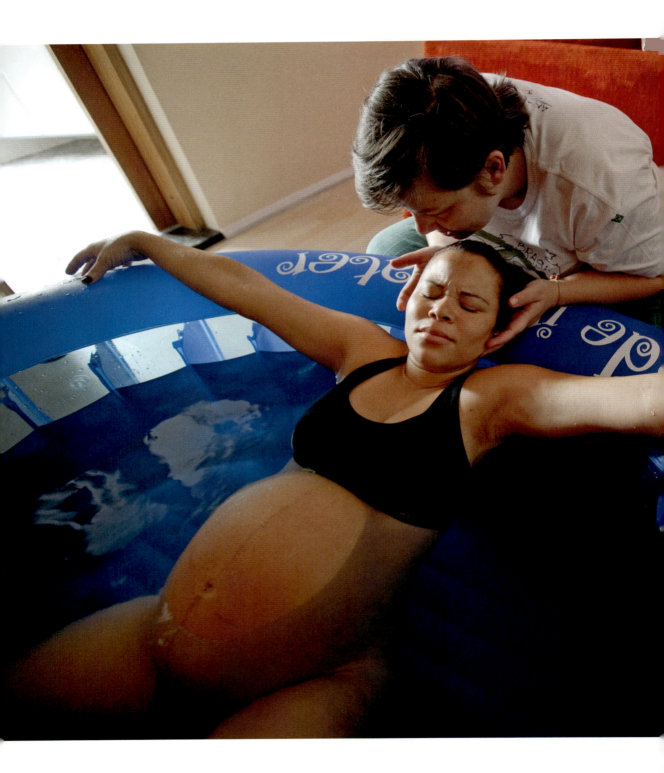

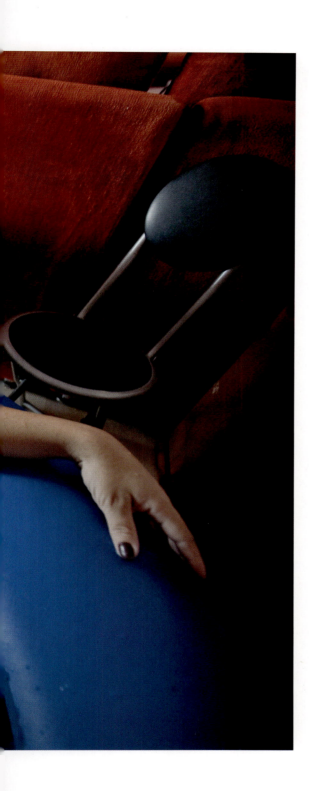

11:07 • Confiança em palavras

A doula escolheu uma música bem suave. Eu procurava pensar em coisas positivas. No intervalo das contrações, me preparava para receber as próximas de forma prazerosa. Logo compreendi por que dizem que a presença da doula transmite confiança. Ela se aproximava e falava palavras encorajadoras no meu ouvido: "Josy, vai dar tudo certo. Curta a música, converse com sua filha". Era tudo que eu precisava ouvir.

Vencendo o medo da dor

Em minha pesquisa na internet, encontrei muitos relatos de parto. Entrei também num grupo de discussão e me aproximei de várias mães. Uma delas me incentivou a frequentar os encontros de gestantes, de que até então eu nunca tinha conseguido participar. Resolvi ir pela primeira vez justamente num dia em que o tema em debate seria o parto em casa. Mas acabei presa no trânsito, em Guarulhos, e perdi a hora do encontro. Fiquei arrasada.

Em outra oportunidade, consegui estar presente. Naquela altura, a questão do medo da dor, que havia me colocado nesse caminho, já nem era mais tão importante. Conversar com outras mulheres, ouvi-las falar de seu trabalho de parto, ver seus filhos foi essencial para essa mudança. Os depoimentos me ajudaram a entender como pode ser lindo o momento da maternidade vivido de forma plena.

Mário foi comigo e saiu do encontro convencido da proposta do parto humanizado, porém irredutível num ponto. "Eu aceito tudo, mas nem pense em ter o bebê em casa", disse. Embora eu adorasse a ideia, o parto domiciliar naquele momento era algo fora de cogitação para nós. A hipótese, no entanto, ficou na minha cabeça.

Ao ler relatos descrevendo partos em casa, me identifiquei muito com as mulheres que escolheram o aconchego do lar para o nascimento de seus filhos. Nada como ter as suas coisas, o seu cheiro, as pessoas que você ama por perto, imaginava. Percebi então quanto a ideia de ir para o hospital me deixava insegura, principalmente em relação à possibilidade de ter meu corpo invadido. Tinha calafrios só de imaginar alguém me impondo um procedimento médico de rotina que eu não pudesse recusar. O medo de não ser respeitada seria um fator determinante na minha futura decisão sobre o local do parto.

Durante uma consulta, levantei pela primeira vez a hipótese do parto domiciliar. A médica confirmou que realizava esse tipo de atendimento. Mas, por causa do custo, concluí que não teria condições de levar o plano adiante. Eu disse então que conversaria com parteiras, em busca de uma opção mais econômica para o parto, mas continuaria fazendo o pré-natal com ela.

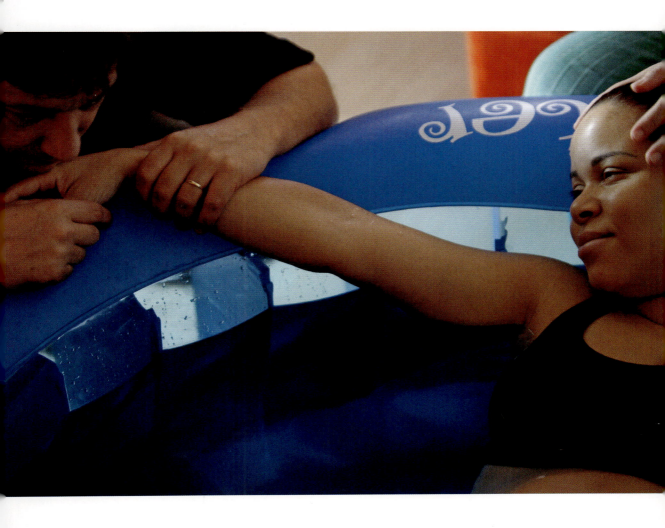

11:15 • Tudo em seu tempo

O mais importante num parto como esse é o respeito ao momento que estamos vivendo. "Para que passar por isso?" Essa foi uma pergunta que ouvi muitas vezes, antes e depois do parto. Eu respondo: para minha filha nascer, para eu sentir, para ser tudo especial. Hoje eu olho para todo esse caminho que percorri e vejo como é lindo viver plenamente o momento da maternidade.

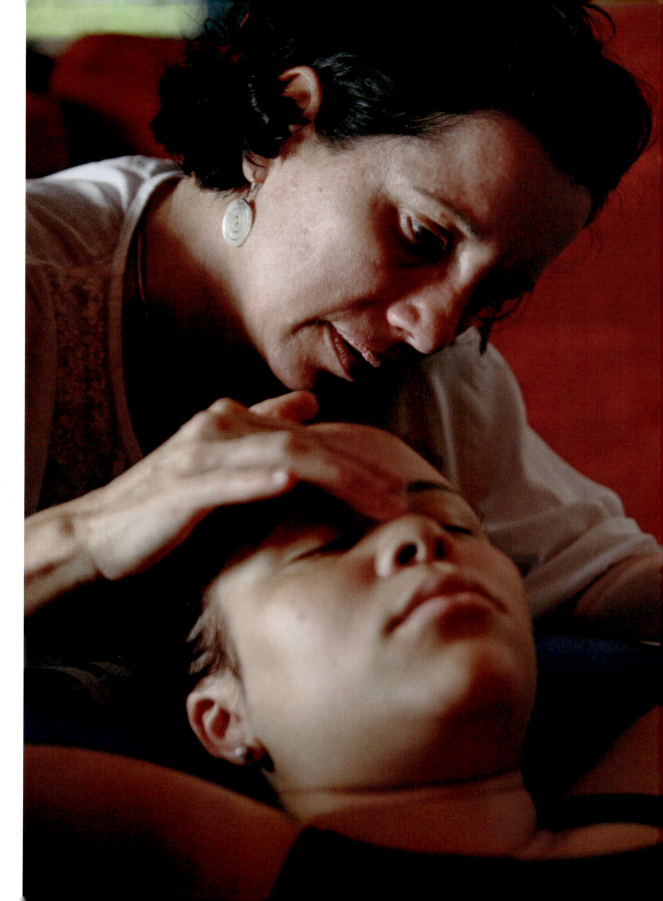

Estava no sétimo mês quando finalmente decidi pelo parto domiciliar. Havíamos feito um curso de gestantes que foi fundamental para incentivar a participação de meu marido no parto, o que ele temia. As aulas e as reuniões em que casais contavam sua experiência de parto em casa transformaram o modo como ele via as coisas. Mário superou seus temores e virou um defensor desse tipo de parto. E eu adorei testemunhar toda essa mudança.

Quando estava de oito meses, fiz o chá de bebê na casa da minha mãe, em Itapira, SP, e contei a ela que faria o parto domiciliar. Não pedi opinião, só comuniquei. Embora não seja de dar muito palpite, ela disse que não entendia por que ter bebê em casa. "Hoje está tudo moderno. Você tem convênio", argumentou. E eu respondi que gostaria de fazer do meu jeito, que cada um tem a sua história.

29 de fevereiro?

No final da gestação eu já não dormia mais à noite, apenas cochilava. Quando completei quarenta semanas, comecei a ficar ansiosa. Eu imaginava que algumas coisas não aconteceriam comigo. Passar da data provável do parto era uma delas. Mas aconteceu. E tive de aprender a lidar com isso. Às 3:00 horas do dia 29 de fevereiro, com 41 semanas, finalmente entrei em trabalho de parto. Não cabia em mim de tanta felicidade. Mal via a hora de conhecer a Sofia.

Ao mesmo tempo, uma coisa me deixava um pouco apreensiva. Além de não gostar do mês de fevereiro, aquele era um ano bissexto. Já pensou nascer nesse dia e fazer aniversário de quatro em quatro anos? Uma coisa é certa: não queria isso para a minha filha.

Naquela madrugada, acordei com uma contração fraca. Levantei da cama e fui ao banheiro. Logo em seguida a bolsa estourou. E as contrações ficaram mais fortes. Acordei meu

11:34 • Toque que acalma

O estímulo ao ponto entre as sobrancelhas é uma técnica de relaxamento. Esse momento em especial revela muito sobre o trabalho das parteiras: para elas, tão importante quanto cuidar da parte física, é suprir as necessidades emocionais da mulher. Dava para perceber que elas estavam realmente envolvidas com meu trabalho de parto, que compreendiam o que eu estava sentindo.

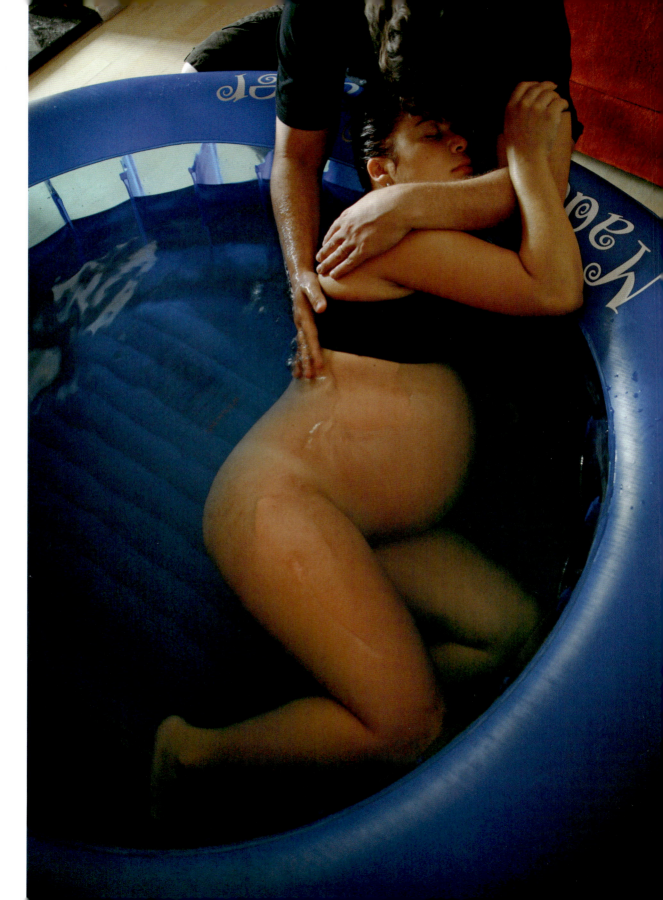

11:57 • O tempo de cada um

Durante a gravidez, o Mário tinha me falado: "Se quiser ter o filho em casa, tenha, mas chame outra pessoa para ficar com você, porque eu não fico". Ele dizia que nem queria ver o bebê nascendo, só depois de limpo e cheirosinho... Confiando na parceria de nossa relação, eu insistia: "Só quero você ao meu lado, não precisa nem abrir a boca". E aos poucos ele foi se envolvendo.

marido e chamamos a equipe que assistiria o parto: uma dupla de parteiras e a minha doula. Elas chegaram por volta das seis da manhã. O primeiro exame de toque indicou quatro para cinco centímetros de dilatação. Eu estava superconfiante. Em breve, nossa Sofia chegaria.

Na hora do almoço, entrei na banheira. A doula colocou uma música suave e fiquei curtindo os momentos finais da barriga. Imaginava como seria minha vida dali para a frente, só com pensamentos positivos. Por volta das três da tarde, outro toque apontou apenas sete centímetros de dilatação. Um balde de água fria!

Não conseguia comer. As dores eram tão intensas que eu não tinha concentração para me alimentar, embora o tempo todo o Mário me oferecesse água, suco, frutas e comida preparada pela doula. Ficar sem comer acabou com a minha energia.

No final da tarde, o trabalho de parto estacionou. As contrações espaçaram e, quando vinham, eram horrorosas. Estava exausta. Às nove da noite, outro exame de toque indicou oito centímetros de dilatação e que a Sofia estava de frente (ao contrário da maioria dos bebês, que "olham" para as costas da mãe), o que em geral significa um parto mais demorado. As parteiras escutavam o coraçãozinho dela. Por volta da meia-noite, ela virou. Esperamos que viesse a vontade de fazer força. E nada.

Mudança de planos

A equipe passou a cogitar uma transferência para o hospital, o que me deixou muito frustrada. O Mário estava desolado, mas não questionava as minhas escolhas. Pelo contrário, ele me ajudou a compreender que nem tudo na vida sai como a gente planeja. Que eu havia feito o que podia: tinha ido atrás, me informado, chamado as parteiras, tudo do jeito que eu queria.

Comecei a digerir melhor a possibilidade de transferência, outra coisa que nunca imaginei que fosse acontecer comigo. No histórico dessas parteiras, em 46 partos domiciliares, apenas seis haviam terminado na maternidade.

Analisamos as opções disponíveis. Nos hospitais do meu plano de saúde, nenhum plantonista faria um parto normal a essa altura do campeonato. Decidimos por uma maternidade pública não muito distante de casa, no Belém. Descansamos um pouco e fomos para lá. Tudo que eu queria era que a Sofia nascesse logo e a dor fosse embora. Eu precisava de uma anestesia.

Chegando lá, as parteiras e a doula não puderam entrar comigo, mas o Mário permaneceu ao meu lado. Na sala de pré-parto, comecei a receber ocitocina. Aguardamos. Fiquei com medo de não conseguir. Pedi anestesia, mas a médica negou, porque, segundo ela, iria parar o trabalho de parto. De forma ríspida, ela me disse que eu tinha que fazer força. Eu sabia disso, mas esperava que a vontade viesse naturalmente. E não vinha.

Mais um exame de toque: nove para dez centímetros. Eu achava que a Sofia deveria ter nascido ali mesmo, onde estávamos, mas tivemos de ir às pressas para a sala de parto. No momento em que me pareceu que minha filha já ia coroar (quando a cabeça do bebê aparece na entrada da vagina), fui colocada na cadeira de rodas, o que me provocou fortes câimbras na perna. Na sala de parto, fiquei sobre a mesa, no meio de um ambiente frio e vazio. Daí para a frente, tudo aconteceu muito rápido. A médica fez uma episiotomia, fiz três forças segurando na mão do Mário e nossa filhinha nasceu. Eram 6:15 horas do dia 1º de março.

Sofia veio ao mundo linda, cabeluda e de olhos abertos. Imediatamente cortaram o cordão umbilical. Ela aspirou um pouco de líquido amniótico e "apagou". Ficamos paralisados observando a pediatra reanimá-la com uma bombinha manual. Logo nossa filha começou a respirar. Apesar do susto, que nos deixou atônitos por alguns instantes, ficou tudo bem. A médica nos trouxe então a Sofia. Minha vontade era de amamentá-la. Imaginava: "Essa pe-

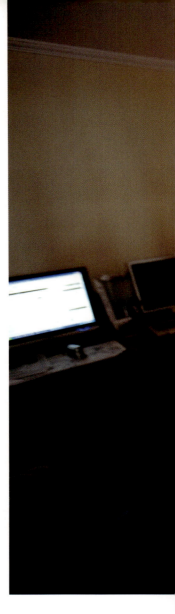

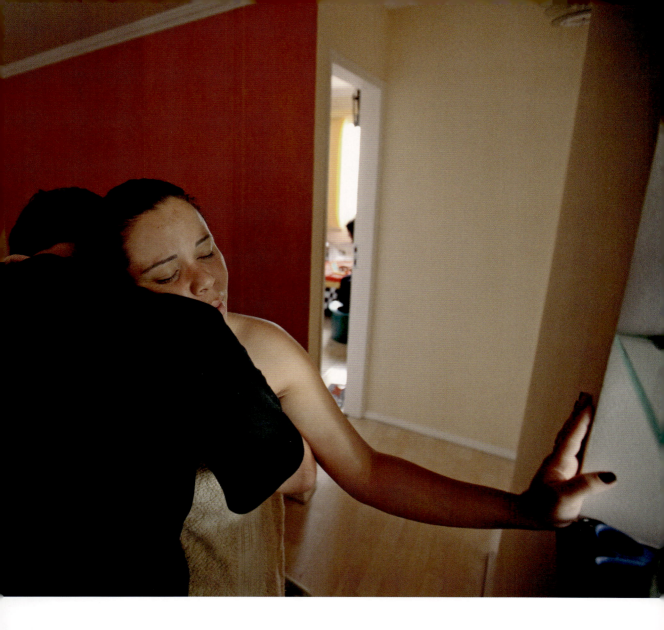

12:29 • Surge a preocupação

Saí da banheira. O tempo corria e eu começava a me inquietar. Por que a Sofia não nascia? A possibilidade de ir para o hospital já passava pela minha cabeça. "Não era isso que você queria, que você buscou?", dizia o Mário, me lembrando quanto eu tinha lutado para conseguir o parto que tanto desejava.

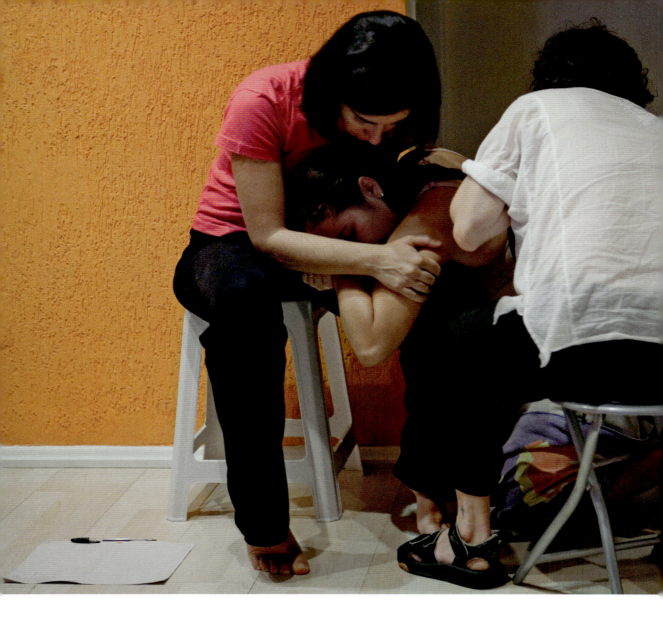

19:39 • Apoio e massagens

O dia se arrastou e, quando percebi, já era noite. À tarde, descansei um pouco, mas não consegui comer e fiquei sem energia. Sei que devia ter me alimentado, mas as dores não deixavam. As parteiras se revezavam ao meu lado. Havia um equilíbrio muito gostoso entre elas. E como eram boas as massagens que me faziam nas costas...

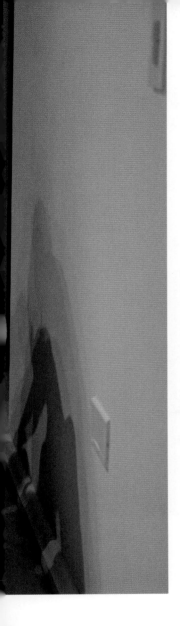

quenininha é minha filha? Cresceu aqui e saiu de dentro de mim?". Que amor incondicional senti por ela...

Sobre o parto domiciliar, penso que havia uma possibilidade de ter de ir para o hospital. Não era grande, mas existia. E aconteceu. Não tive um parto perfeito, porque não foi exatamente como planejei. Mas não o considero menos especial.

Sofia nasceu como eu gostaria, de parto normal. O que mais me machucou foram os procedimentos de rotina realizados nela pelo hospital. Eu esperei por minha filha mais de nove meses e não consigo aceitar a ideia de alguém simplesmente levá-la para o berçário logo após nascer. Queria olhar para ela. Mas, como a Sofia não chorou logo que nasceu, foi levada para observação no berçário enquanto permaneci numa sala com várias mulheres. Eu estava bem, poderia ter ido lá amamentar, mas preferiram não me chamar e dar leite industrializado para ela. Tudo isso foi tirado de mim. Em casa, esse momento certamente teria sido muito diferente: mais íntimo, mais particular, mais pessoal.

Não tenho certeza se faria a mesma coisa no nascimento de um segundo filho, provavelmente sim. O nascimento da Sofia foi uma experiência de vida para mim, me deixou forte, paciente, me faz amar ainda mais a minha família e tudo que eu faço, me dedicar de verdade às coisas. Tomei decisões e aguentei até o meu limite de dor, de cansaço físico. Lutei muito para que ela pudesse nascer bem e para que não lhe fossem realizados procedimentos médicos desnecessários. Não foi possível, mas ela veio ao mundo de parto normal, menos invasivo que uma cesárea. Eu me sinto completamente realizada e quero repetir essa sensação com meu segundo filho.

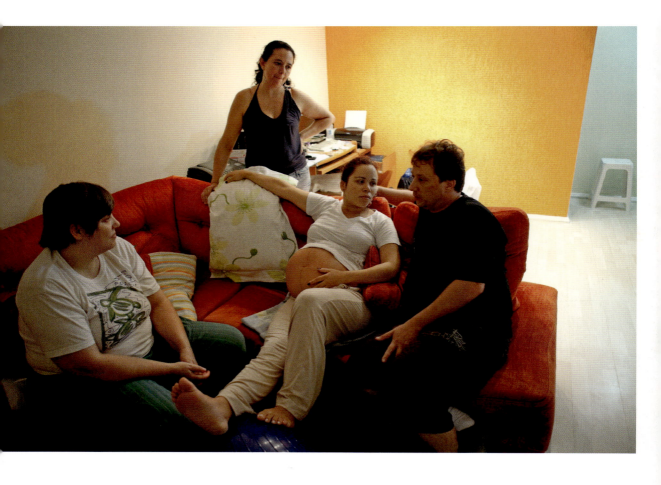

00:00 • Decisão difícil

Por volta da meia-noite, como o trabalho de parto não evoluía e eu estava muito cansada, nos reunimos e decidimos pela transferência para o hospital. Uma amiga tinha vindo para me apoiar. Fiquei muito frustrada, mas o Mário me confortou: "Josy, pense bem, se você quiser ficar em casa, fique. Mas você está sofrendo, esgotada, não aguenta mais". Compreendi que nem tudo na vida sai como a gente planeja.

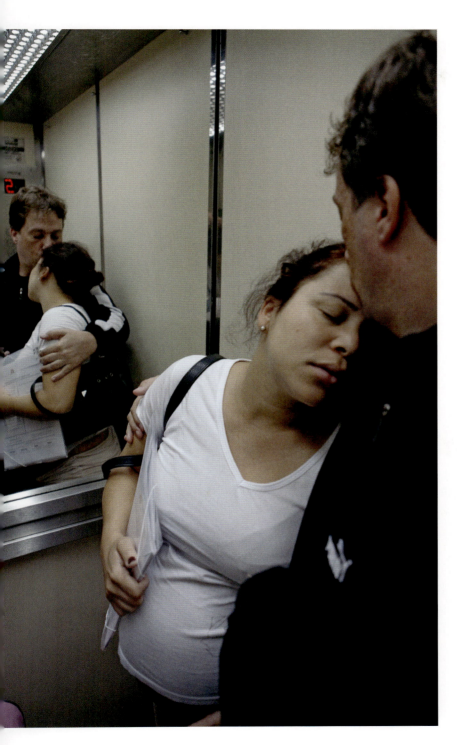

01:58 • Beijo no elevador

Depois de dormir um pouco, saímos para uma maternidade pública a 15 minutos de casa. As contrações continuavam espaçadas. No carro, parecia que eu ia ter um troço. Desejava apenas que minha filha nascesse e a dor acabasse. Chegando lá, a equipe não pôde subir conosco. Apenas o Mário entrou como acompanhante. Sofia nasceu de parto normal hospitalar, às 6:15 horas do dia 1º de março.

No parto domiciliar, o que determina a transferência para o hospital?

A transferência é um dos desfechos possíveis do parto domiciliar e acontece em cerca de 10% dos casos. Por isso, faz parte da preparação para esse tipo de parto pensar num plano B. A maioria das remoções ocorre a pedido da mulher, seja por exaustão após um trabalho de parto muito longo, seja pelo desejo de receber analgesia. Fora isso, é indicada pela equipe quando são identificadas alterações no padrão de normalidade do trabalho de parto, como a diminuição dos batimentos cardíacos do bebê. A maioria termina em parto normal hospitalar. Caso o acompanhamento domiciliar esteja sendo feito por um médico, ele continua a prestar o atendimento no hospital. No caso de enfermeira obstetra ou obstetriz, pode-se chamar um médico escolhido para essa eventualidade ou optar pelo plantonista do hospital.

É preciso ter uma ambulância de plantão na porta?

Esse é um dos mitos mais comuns sobre parto domiciliar. Na verdade, é uma boa desculpa para desencorajar o parto em casa, pois ter uma ambulância de plantão na porta seria economicamente inviável para a maioria das mulheres. Nunca é demais lembrar que o parto domiciliar é uma opção apenas para gestantes de baixo risco. E que nenhuma intervenção médica invasiva – e potencialmente perigosa –, como anestesia ou indução, é realizada nesse ambiente. Por isso, as urgências são raras. As equipes carregam sempre consigo equipamentos para um primeiro atendimento emergencial, como cilindro de oxigênio e material de sutura. Na prática, a maioria das remoções acontece antes que se configure uma situação de urgência. E, em geral, são feitas de carro, não de ambulância.

O que é um plano de parto?
Como posso fazer o meu?

Para muitos médicos, a simples menção a um plano de parto, que nada mais é do que um registro dos desejos da mulher para a ocasião do nascimento de seu filho, já causa estranheza. Não é para menos: nossa cultura valoriza de tal forma o saber médico que nem passa pela cabeça dos profissionais – e também das gestantes – que a mulher tem direito a fazer suas próprias escolhas. Na prática, o incentivo à elaboração de um plano de parto é uma conduta exclusiva de médicos humanizados. Incomum nos consultórios particulares, o respeito às escolhas da mulher praticamente inexiste no sistema público.

O monitoramento do bebê com
o aparelho portátil é seguro?

Para grávidas de baixo risco e em partos sem intervenções, a verificação dos batimentos cardíacos fetais com o aparelho portátil (sonar doppler) é tão efetiva quanto o monitoramento fetal eletrônico (cardiotocografia). Com algumas vantagens: oferece liberdade de movimentos à mulher e pode ser feita dentro da água. No entanto, é rotina em muitos hospitais o uso do "cardiotoco" – como é mais conhecido – para todas as gestantes. Seria difícil fazer diferente, já que o parto hospitalar padrão inclui um pacote de intervenções que aumentam os riscos. O maior problema do uso pouco criterioso desse exame é o grande número de resultados falso-positivos – quando um bebê normal é considerado em sofrimento –, levando a cesáreas que poderiam ser evitadas.

ISADORA, MÁRCIO
& Lia

"Depois de um parto traumático, deixei o hospital chorando. E prometi que no próximo faria diferente. Passados seis anos, engravidei de Lia. Ao longo da gestação, escolhi um parto domiciliar. Dessa vez Márcio pôde participar de tudo."

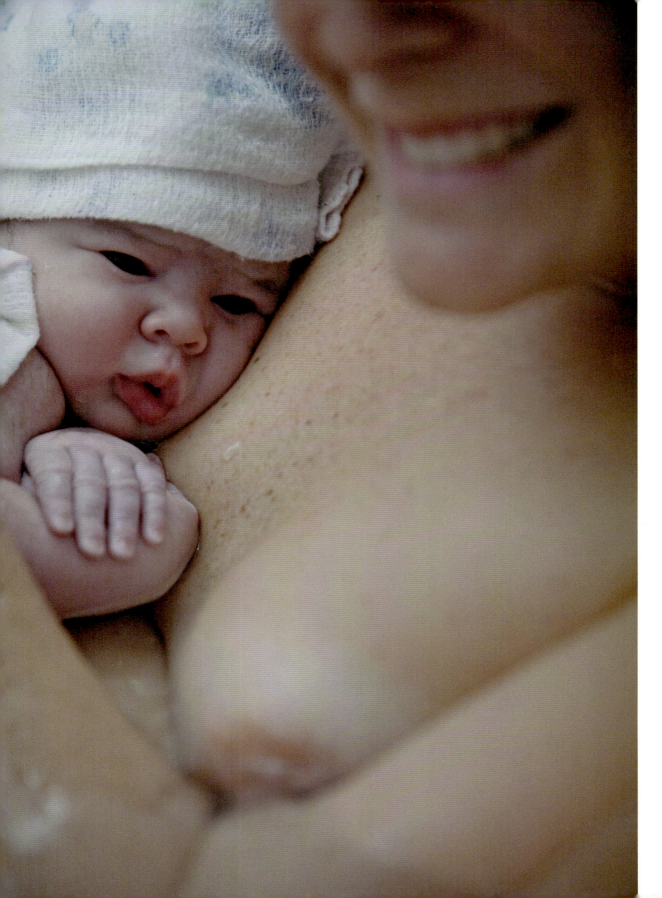

Um trauma. Essa é a melhor palavra para resumir o que aconteceu comigo no meu primeiro parto. Eu não tinha muita informação, mas jamais poderia imaginar que um parto normal pudesse ser tão desrespeitoso com a mãe e o bebê.

Na primeira gravidez, por indicação de alguém do grupo de gestantes do qual participava, fui conhecer um hospital público com atendimento humanizado, em Itapecerica da Serra, na Grande São Paulo. Era um lugar gostoso, bem arborizado, com um amplo jardim. Na visita, vi um monte de mães em trabalho de parto, algumas sentadas na bola de exercícios. Decidi ter meu filho lá.

Quando achei que estava em trabalho de parto, procurei esse hospital e não fui aceita por não ser moradora da região, um impedimento do qual não fora informada antes. Na hora, fiquei sem saber o que fazer. Querendo ajudar, minha mãe, uma leonina dessas bem protetoras, me falou: "Vá agora para tal hospital, que eu reservei um quarto para você". Eu tinha uma médica que adorava, mas ela não atendia meu plano de saúde, e o parto particular seria muito caro. Eu não tinha como pagar, até por isso tinha optado pelo hospital de Itapecerica. Então aceitei a ajuda e fui parar nesse hospital do convênio.

Como não deixaram o Márcio entrar, enfrentei sozinha 16 horas de trabalho de parto. Uma cena em especial nunca mais sairia da minha cabeça. Uma mulher loira, de 1,90 metro de altura, veio em minha direção, arrastando os tamancos com um andar cansado. Abriu minhas pernas, pegou uma agulha que parecia de tricô e estourou a bolsa. Não falou nada, não deu um pio. E foi embora da forma como chegou: devagar, corcunda, arrastando o sapato. Essa foi a maior violência que sofri naquele dia, mas não a única.

Uma hora chamei o enfermeiro e disse: "Estou com medo. Nunca passei por isso. Tem um monte de mulher gritando do meu lado". Sua resposta foi me dar um calmante na veia. Daí em diante eu dormia e acordava sem saber direito o que estava acontecendo.

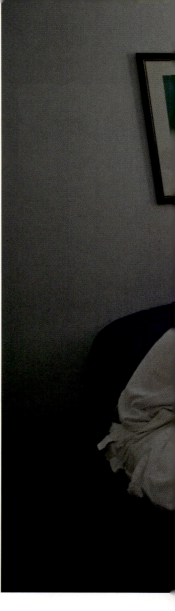

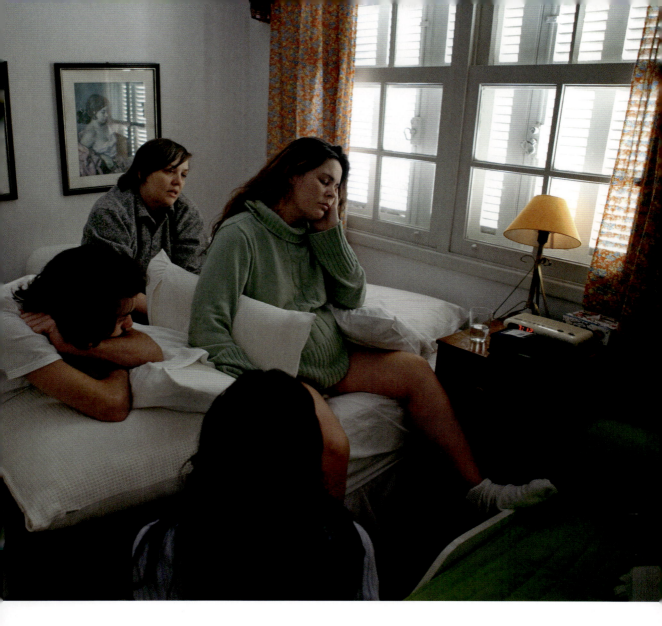

07:12 • Em boa companhia

A fase ativa do parto começou por volta das quatro da manhã. Três horas depois, estávamos eu, o Márcio, a doula e minha irmã (de costas) no quarto. Meu marido foi incrível em todo o trabalho de parto, não saiu do meu lado nem por um segundo. Ele estava comigo de uma forma tão intensa, que a doula acabou participando pouco desse momento.

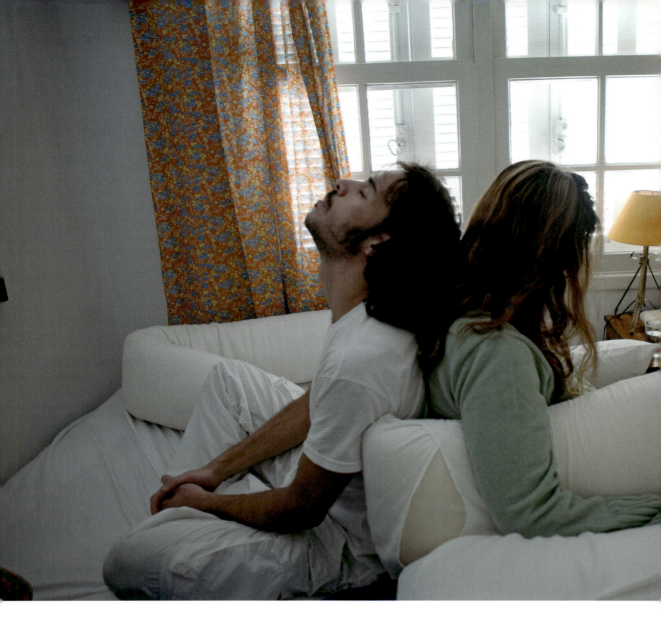

08:09 • Sintonia perfeita

Parecia que eu e o Márcio estávamos amalgamados. Muito louco isso! Quando canto samba ou bossa-nova, a respiração dos músicos que me acompanham tem de ser parecida com a minha, senão desencontra. E nós dois tocamos juntos há muito tempo. Acho que nossa sintonia no parto tem muito a ver com isso. Não desafinamos. Respirávamos juntos, assim como na música.

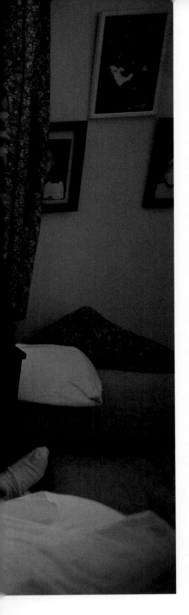

Depois pedi para ir ao banheiro. Eu chorava, porque queria que alguém me acompanhasse, já que não conseguia andar direito, estava sonolenta e com muita dor. Acabei indo sozinha, arrastando o soro. Fiz xixi e voltei aos prantos, por ter deixado o banheiro sujo de sangue. Fiquei muito constrangida de estar num banheiro que não era o meu, sujando uma privada que não era a minha.

Veio a anestesia. O médico disse: "Senta, que eu vou dar a anestesia". "Não, não posso sentar, meu filho está nascendo, estou sentindo coroar", respondi. "Senta, que eu vou dar a anestesia", ele repetiu. "Não precisa de anestesia, eu já estou sentindo o meu filho", insisti. Então ele me sentou e deu a anestesia. Na hora em que deitei, Theo nasceu. Com o médico empurrando minha barriga. "Segura que esse é grande", ele disse. E era mesmo: Theo nasceu com quatro quilos. E eu ganhei uma enorme episiotomia. O Márcio pôde entrar no finalzinho, só porque eu pedi muito: "Pelo amor de Deus, deixem o meu marido ficar comigo porque eu estou com medo". Como a sala tinha ficado vazia, alguém falou: "Ah, gente, deixa o marido dela entrar um pouquinho...".

Por fim, me disseram: "Olha, seu filho foi para a UTI, mas está tudo bem". Minha família queria saber por que, mas eles só explicam para a mãe. E eu lá, meio grogue, sem entender direito o que estava acontecendo. Enfim, foi um total desrespeito. Não se pode tratar assim um ser humano vulnerável, inseguro e desinformado como eu estava naquele momento. Mas é assim que os médicos aprendem, então não dá nem para botar a culpa neles. Essa é a maneira como a nossa cultura vê o parto.

O Theo não ficou no quarto comigo, ficou no berçário. Lá tomou água com açúcar e leite em pó. Resultado: a amamentação foi um desastre. Eu achava tudo aquilo muito esquisito, mas não entendia exatamente qual era o problema. Saí do hospital chorando muito por tudo que tinha acontecido. E prometi que na próxima vez seria diferente.

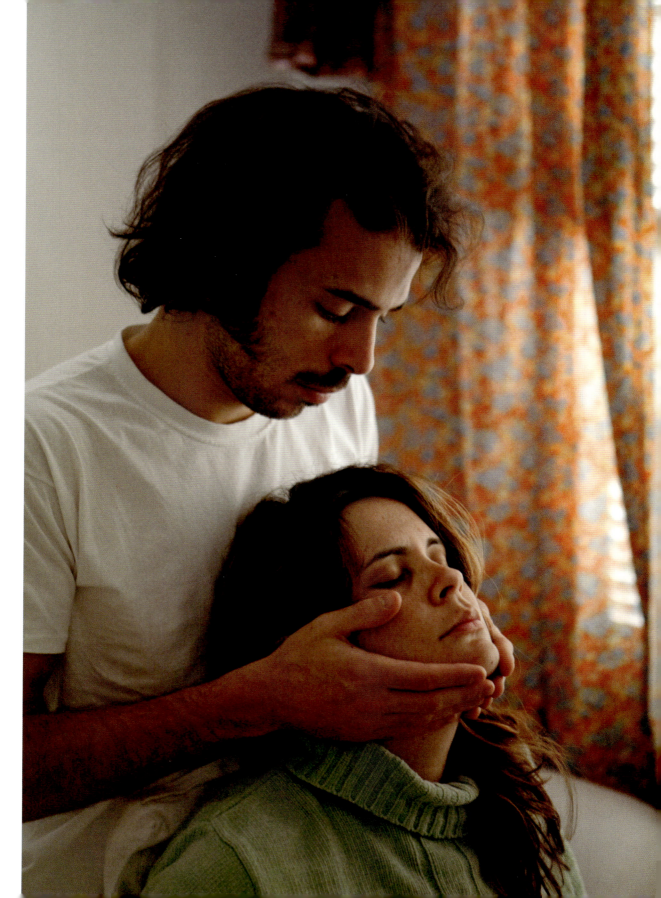

Vivi seis anos com isso na cabeça, sempre com uma sensação de incômodo. Tive uma ligação muito forte com o Theo, mesmo porque o sentimento da mãe por um filho independe de como foi o parto. Mas queria muito poder voltar no tempo e mudar a forma como ele nasceu. Com o passar dos anos, me conformei que essa é a nossa história. Não há como reescrevê-la.

Uma nova chance

Inspirada por minha própria experiência de maternidade, criei o Acalanto, um projeto de vivência musical para gestantes, que trabalha o vínculo da mãe com o bebê. Esse projeto não surgiu na minha vida por acaso: duas das coisas que mais amo são a maternidade e a música, sou cantora e meu marido é músico. Por causa desse trabalho, em que juntei minhas paixões, conheci um grupo de apoio para gestantes. E encontrei o caminho para um segundo parto bem diferente do primeiro.

Quando fiquei grávida da Lia, aos 33 anos, comecei a frequentar as reuniões e a me preparar para o parto. Eu sentia que não poderia morrer sem antes viver a experiência de dar à luz de uma forma humanizada. Isso fazia muito sentido para mim.

Demorou para que eu me decidisse pelo parto domiciliar. Já tinha ouvido dizer que a ficha caía de uma hora para a outra. Mais ou menos assim: num dia você não quer o parto em casa e no dia seguinte você quer. Para mim foi desse modo que aconteceu.

No início, estava muito decidida a ter o bebê no hospital, pois dessa vez nosso plano de saúde oferecia opções melhores. Eu já tinha lido milhões de relatos de partos domiciliares, mas achava que aquilo não era para mim. Então fui almoçar com uma amiga supernaturalista e saí desse encontro decidida a ter o bebê em casa: ela era uma pessoa que me passava muita segurança.

08:55 • Sono e cansaço

Quando vinham as contrações, o que mais me aliviava era jogar o corpo para trás. Mas, se eu deitasse na cama, morria de dor. Então o Márcio me sustentava. Nos intervalos, eu tentava dormir. Nesta hora, eu provavelmente estava num sono pesado.

Aconteceu comigo aquela história de cair a ficha de repente. Numa quinta-feira eu não queria o parto em casa e na reunião seguinte, sim. Expressei minha vontade pela primeira vez no encontro de gestantes; antes, nem meu marido sabia. Quando me apresentei e falei sobre a minha decisão, tive uma crise de choro. Porque, ao verbalizar, já estava começando a enfrentar os meus medos. E sabia que não conseguiria mais voltar atrás.

Na hora em que falei, o Márcio me olhou emocionado, mas ficou quietinho, só ouvindo. Eu já estava mais para o final da gravidez, lá pelo sétimo mês. Naquele dia, assumi essa decisão e comecei a correr atrás dela. Não tinha outra coisa na cabeça. A partir do momento em que resolvi, era isso e pronto. Nem o caminho do hospital eu sabia. É claro que havia um plano B, o que me dava segurança. E uma equipe muito competente me assistindo, com médica, parteira e doula. Com elas, eu sabia que estaria bem amparada se algo fugisse da normalidade.

Aos poucos a própria ideia de bebês nascerem no hospital foi deixando de fazer sentido para mim. Eu concebi a Lia na minha casa, que foi toda preparada para receber esse novo ser. Comprei coisinhas. Passei nove meses gestando naquele lugar... Estava nesse clima maravilhoso, preparei o meu quarto, o dela também, comprei um sling (faixa de tecido própria para carregar o bebê junto ao corpo da mãe), o balde para dar o banho. Por que sair desse ambiente para o bebê nascer?

Impressões da véspera

O final da gravidez é angustiante, principalmente depois de passar da data provável do parto, o que já era o meu caso. Então, uma semana antes de a Lia nascer, fui fazer xixi de madrugada, sentei na privada e, apreensiva, pedi: "Alguém me dá um sinal de quando ela vai nascer, para eu ficar mais tranquila?". É que sem-

09:22 • Auge da dor

Comecei a gritar e fiquei um pouco constrangida: "Estou gritando e tem um monte de gente aqui em casa", pensei. Mas, em seguida, relaxei: "Que se dane, vou gritar mesmo". Aliviava muito. Eu pegava uma nota e ia até o final, sem desafinar. Está certo que sou cantora, mas liberar a garganta nessa hora foi muito orgânico, o que o meu corpo pedia...

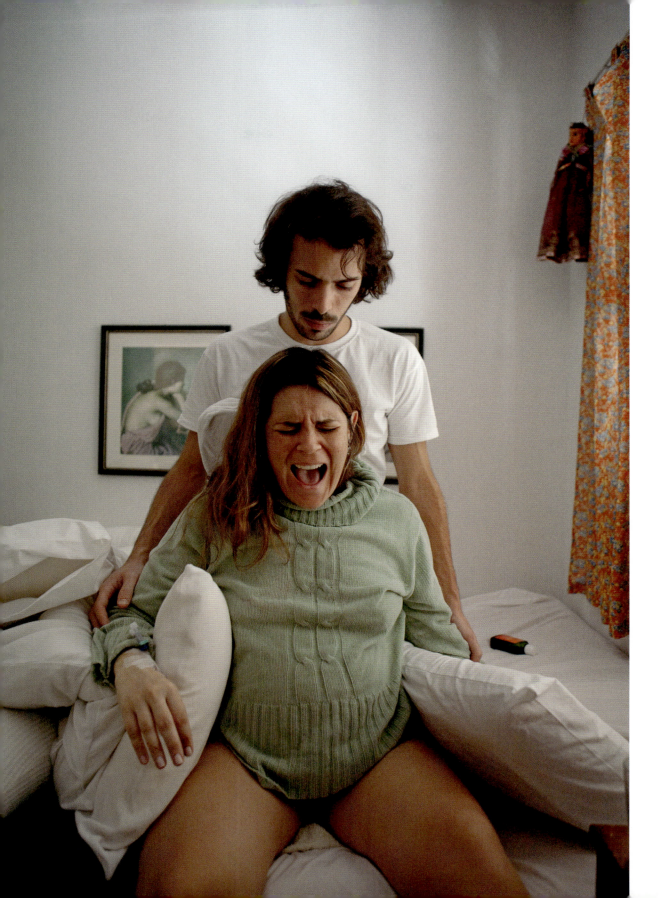

pre acreditei em intuição. E em sinais. Quando voltei para o quarto e olhei o relógio, estava lá: 2:22 horas. No momento, pensei: "Será que ela vai chegar no dia 22?". E foi o que aconteceu. Lia nasceu com quarenta semanas e cinco dias, exatamente como o Theo.

 O dia 21 foi muito especial. Quando acordei, já sentia algumas contrações, mas não imaginava que fosse entrar em trabalho de parto. Naquela tarde, recebi a visita de uma amiga muito querida. Conversamos bastante e ela me deu alguns presentes. Cheguei a comentar que talvez estivesse entrando em

09:47 • Na banheira

Um momento de calmaria: o Márcio me ajudava a prender o cabelo enquanto a doula derramava água nas minhas costas. A mudança de posição nos trouxe tranquilidade. Engraçado, como eu não alterei nada no ambiente... Olha lá o carrinho com que o Theo brinca no banho... Isso para mim representa tudo num parto: estar na minha casa, do jeito que ela é.

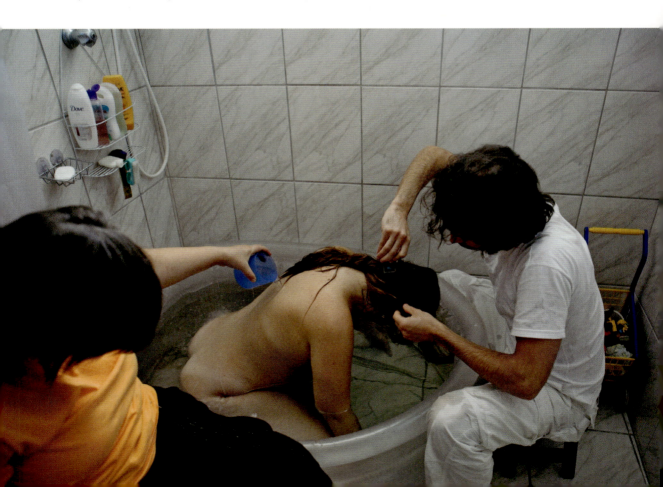

trabalho de parto. Ela ficou surpresa: "Ai, meu Deus, e eu estou participando desse momento...". Para ela, que não tinha filhos, aquela deve ter sido uma situação surreal.

Comecei a sentir dores na região lombar. Como já tinha passado por isso uma vez, sabia que a hora se aproximava. Lembro de estar empolgada, adorando aquela situação. E o clima da casa estava muito gostoso. De manhã eu tinha ligado para a minha mãe e contado. Ela mora em Paraty, RJ, e imediatamente me disse: "Estou indo para aí". Meu pai estava em São Paulo com a mulher dele. E me pediu para participar do parto. Eu disse que não. Embora queridíssimo, achava que não fazia sentido sua presença naquele momento. Eu nem conseguiria gritar à vontade...

Depois que minha amiga foi embora, chegou um casal de amigos, duas pessoas superdivertidas que queriam pegar emprestado do Márcio um *case* de contrabaixo para usar numa peça. Enquanto brincávamos de malabares com eles, as contrações começavam a pegar. Quando foram embora, já eram 11 da noite. Eu sabia que precisava dormir, mas estava achando tudo aquilo tão bom...

Meia hora depois, chegou a minha irmã. Em seguida, minha mãe e meu padrasto. Eles abriram uma garrafa de vinho e ficamos assistindo *American idol*, um concurso de canto que adoro. Quando vinham as contrações, eu me concentrava. Até que uma hora não aguentei mais: "Vou dormir. Vocês não querem ir embora, não?". Minha mãe estava achando o parto domiciliar uma loucura, mas respeitava a nossa decisão. Ela é adepta da cesárea. Quando nasci, tomou anestesia geral.

Ficamos só eu, o Márcio e minha irmã. Fui deitar, mas as contrações eram cada vez mais fortes. Até aquele momento eu estava meio dispersa. Quando me aquietei, lá pela uma da manhã, o trabalho de parto engrenou para valer. Eu sentia uma dor absurda, da qual não tenho saudades. Não lembro de ter sentido uma dor tão intensa no parto do Theo, apesar de todas as intervenções. Daquela vez o calmante me deixou grogue... Desta, pelo contrário, eu estava muito consciente.

O Márcio então ligou para toda a equipe. A doula lhe pediu para me colocar no banho e mantê-la informada. Entrei no chuveiro e não conseguia mais sair, porque as contrações apertaram muito. O Márcio anotava cada uma delas. Quando a doula chegou, senti um alívio enorme. Nessa hora, não existe sensação melhor do que ter na sua frente uma pessoa que entende do assunto e em quem você confia. Era o caso da minha doula.

Quando ela chegou, soltei um "aaahhh". E a dor veio de uma vez. Olhei para ela e comecei a rir. Em seguida, parei: "Não está mais engraçado". O Márcio continuava marcando as contrações. Ela o liberou da função: "Márcio, já cheguei. Pode ficar tranquilo".

Eu estava muito contente. E não sei por que resolvi sair do chuveiro. Acho que não me sentia confortável. Para falar a verdade, a dor já estava tão forte que nenhum lugar era confortável. Fui para a cama cansada e tentei deitar. Mas, a cada contração, meu corpo levantava.

O engraçado é que sempre vinha uma contração forte e outra fraca. Uma forte e outra fraca. O Márcio percebia a intensidade pelos meus gemidos: "Ah, essa foi fraca! Ah, essa foi forte!". Era uma dor insuportável, mas, por estar muito consciente, eu pensava positivamente: "Vai, corpo, se abre". Respirava fundo e chamava: "Vem, contração".

Às quatro da manhã a médica chegou com a parteira para fazer uma aplicação de antibiótico na veia, uma medida preventiva, porque no final da gestação meu exame de *Streptococcus* tinha dado positivo (ver explicação no final do capítulo). Nessa hora ela fez o único exame de toque do parto: quatro centímetros. "Só quatro?!", lamentei. "Isadora, está ótimo", ela me incentivou.

Passei a maior parte do trabalho de parto sentada, não tinha vontade de me movimentar. Deitava de lado nos intervalos e levantava o corpo durante as contrações, porque assim doía menos. Procurava fazer o que meu corpo estava pedindo, deixar rolar. Mas não conseguia parar de olhar no relógio para saber quantas horas já tinham passado. Até o momento em que a doula pediu: "Isadora, esquece o relógio". E alguém jogou um pano em cima dele.

Nesse ponto, tudo que eu queria era dormir. Por uma hora que fosse. Eu tinha acordado às seis da manhã, recebido um monte

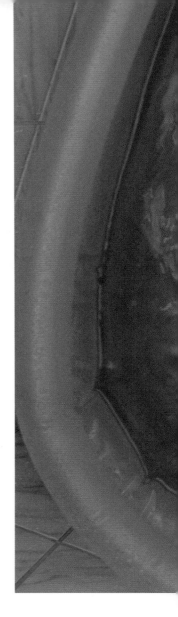

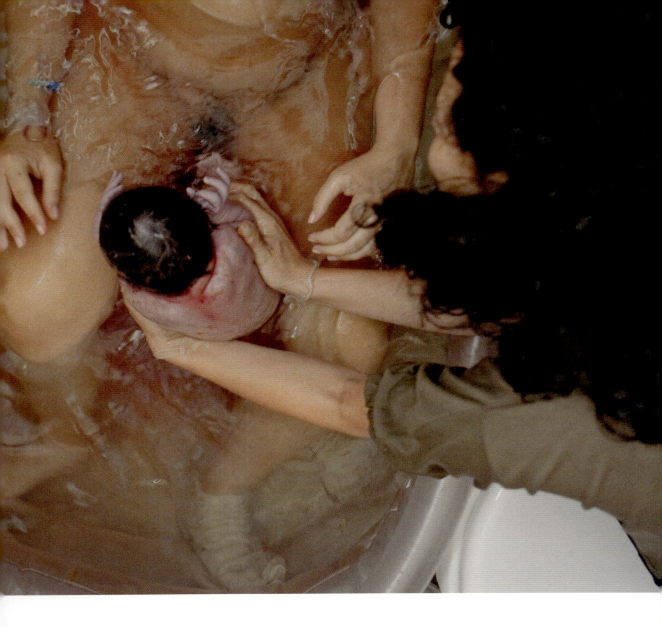

10:08 • Nasceu!

Estava difícil encontrar uma posição confortável. Logo que consegui, veio a vontade de fazer força. A médica falou alguma coisa que não entendi. Fiquei com vontade de rir. Sentir o meu corpo se abrindo e minha filha descendo foi muito gostoso. Disso eu tenho saudade.

de visitas de dia e ido deitar tarde. Sem conseguir dormir. Por isso me sentia realmente abalada, muito cansada. Era feriado e estava o maior silêncio de madrugada; depois, ao amanhecer, comecei a ouvir passarinhos...

O nascimento de Lia

"Quanto será que falta?", perguntei à doula. "Isa, pelo seu gemido, você está com uns sete centímetros mais ou menos. De sete a dez, porque esse é o momento mais doído." Primeiro eu só gemia. Depois comecei a gritar. O engraçado é que, durante o trabalho de parto, você se permite tudo, faz o que o seu corpo está pedindo. E vira mulher das cavernas mesmo. Eu não me permito muito sair do controle da minha vida. Mas nessa situação, sim: foi um momento de soltura que eu normalmente não tenho.

Gritei, fiquei pelada. Se precisasse soltar pum, soltava. Não tinha nenhum pudor. E isso para mim foi um aprendizado: poder ficar ridícula. Parece que voltamos um pouco à infância: gritar, tirar a roupa, perder a censura. E olha que eu sou vaidosa. Tinha me preparado, pintado de vermelho as unhas do pé. E passei o parto todo de meias...

Instantes depois, tudo mudou: já não sentia mais vontade de gritar, mas de fazer força. Eu sabia que estava entrando no período expulsivo (fase do trabalho de parto em que a mulher sente vontade de fazer força para expulsar o bebê). Nunca imaginara que pediria para entrar na banheira nessa hora. Mas estava cansada e alguma coisa me dizia que a água aliviaria meu cansaço. Então começou o corre-corre para encher a banheira inflável que a doula havia trazido e montado no banheiro.

Eu queria muito ir para a banheira, mas estava com medo de cair no meio do caminho entre o quarto e o banheiro. A doula então combinou comigo: "Quando terminar a contra-

10:10 • Sem pressa

Demorei para olhar para ela. Lia ficou nessa posição por muito tempo, toda minha. Eu queria sentir a pele, o cabelo, o cheirinho dela. Essa hora não tem explicação! Gostaria de poder voltar no tempo e repetir esse instante todos os dias da minha vida. Com o Theo, não pude viver nada disso. Apenas me mostraram meu filho e já o levaram embora. Só lembro da carinha dele.

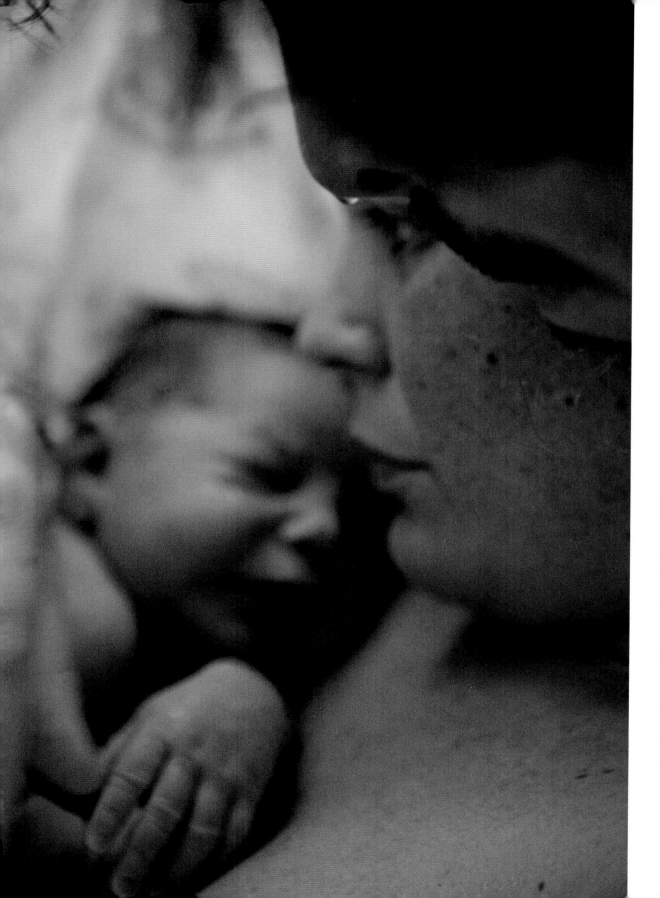

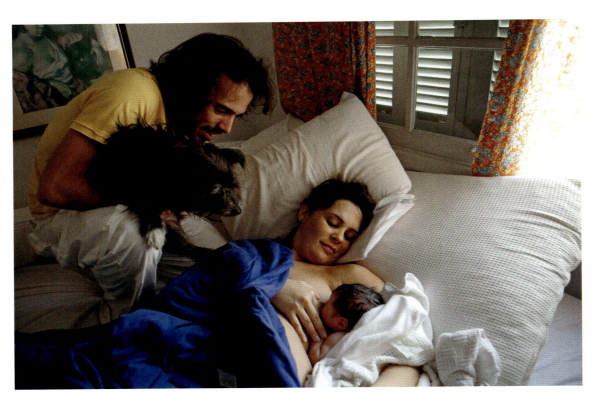
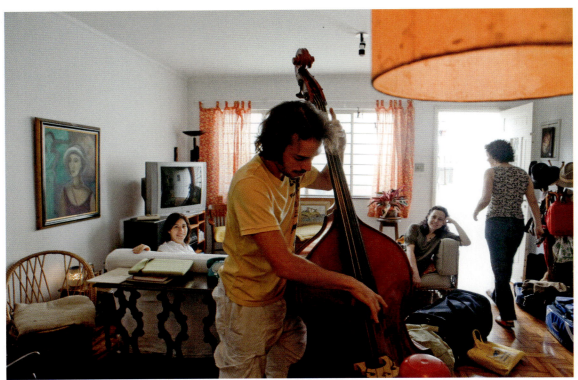

11:19 • Apresentação

Curtição total... Esse é um dos primeiros momentos da amamentação. Ela mamou o dia inteiro, não saímos da cama. Foi lá que apresentamos a Lia para a nossa outra "filha", Vitória. Durante o parto, ela tinha ficado quietinha no quintal, sem dar um pio, parece que estava sentindo...

11:50 • Hora de festejar

Fiquei lá em cima, no quarto, e o Márcio desceu com a equipe. O clima era de festa: ele até tocou contrabaixo! Quando vi essa foto, pensei que gostaria muito de ter participado da cena também. Queria estar nos dois lugares ao mesmo tempo! Logo um monte de gente começou a chegar para nos visitar. Essa energia gostosa do parto domiciliar não existe em hospital. Era um lar, doce lar...

ção, nós vamos". Deu certo. Mas, assim que entrei na banheira, veio outra.

E foi horrível, porque a dor me pegou antes que eu tivesse encontrado uma posição confortável. Logo consegui perceber meu corpo se abrindo e a Lia descendo, uma sensação muito gostosa. Embora eu sentisse desconforto, já não era mais dor. Hoje posso dizer que vivi as duas experiências: sei o que é sentir um filho nascer e o que é *não* sentir um filho nascer. E não entendo como existem mulheres que não querem passar por isso.

Quando minha filha estava quase nascendo, tive muito desconforto no períneo e pedi para a médica tirar a mão de lá. Ela me disse: "Não sou eu, o que você está sentindo é o bebê". Era a cabeça da Lia virando, já fora de mim. Foram duas forças: uma para a cabeça e outra para o corpo! Quando ela saiu, eu gemi de alívio. Lia deu um chorinho muito gostoso e já veio para o meu peito. Nasceu linda, gordinha e peluda... Eu estava em êxtase! O Márcio chorou muito, assim como a minha irmã. Em seguida, a pediatra chegou e me falou para sentir o cordão umbilical que ainda pulsava. "Vamos esperar parar e só depois cortar", ela disse.

Foi o Márcio quem cortou o cordão. Fiquei muito emocionada, porque, nesse momento, eu e a Lia estávamos nos desligando depois de nove meses. Então o Márcio a pegou no colo, porque eu comecei a ficar incomodada demais com as contrações para expelir a placenta. Foi um momento chato. Eu já tinha passado pelas contrações do parto, pelo êxtase do nascimento e comecei a sentir dor de novo. Em compensação, depois que a placenta saiu foi um espetáculo, só prazer. Não tinha mais dor, o cansaço sumiu. Eu só queria curtir a minha filha.

O nascimento da Lia me curou de várias coisas, entre elas o trauma do primeiro parto. Hoje entendo que fechei um ciclo de concepção, gestação, formação do ninho, nascimento, pós-parto e amamentação. Se eu tiver mais um filho, será só para acrescentar: minha necessidade de cura se resolveu. É uma experiência de vida que eu recomendo.

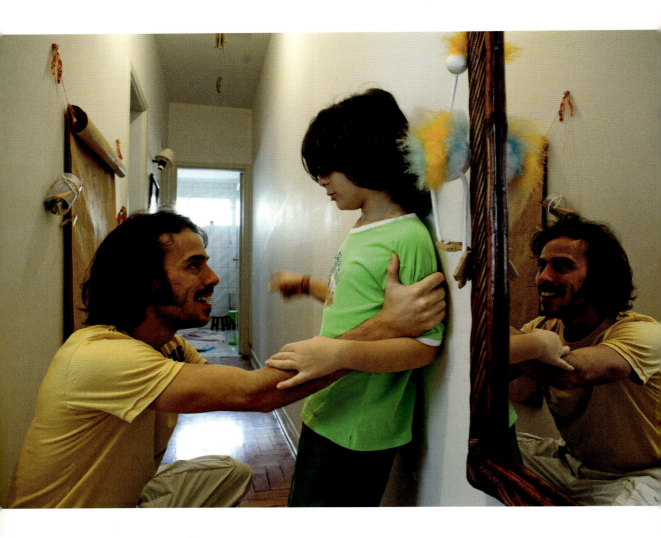

11:55 • A notícia

Theo tinha ficado com minha sogra durante a noite e chegou em casa de manhã, pouco depois do nascimento. Esse momento entre pai e filho foi lindo, me lembro exatamente dele. Eu estava no quarto com a Lia e ouvi o Márcio dando a notícia para o nosso menino no corredor: "Theo, você não vai acreditar!", ele disse. Nunca me esqueci dessa frase.

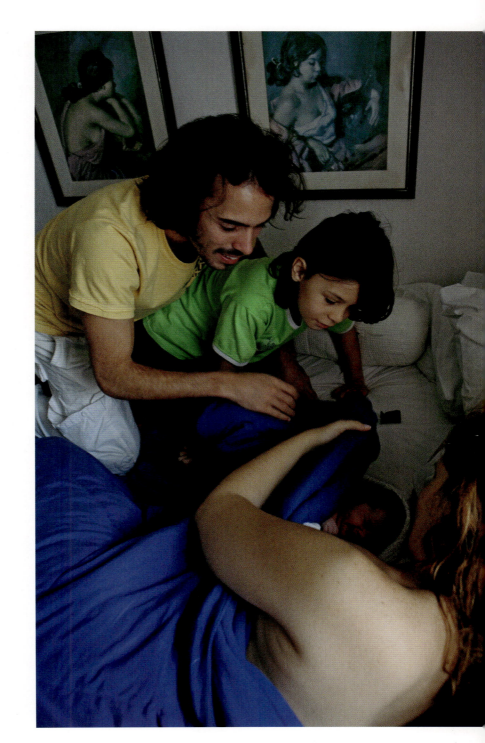

11:56 • O encontro

Em seguida, Theo entrou no quarto para conhecer a irmã. Nove meses antes, quando soube que estava grávida, eu o chamara para conversar e dera a notícia. Ele estava com seis anos. E teve uma reação muito bonita: olhou para mim, me abraçou e começou a chorar. E ali estávamos todos juntos.

Como garantir a presença do acompanhante na hora do parto?

Durante muito tempo, o marido foi afastado da cena do parto sob alegações de que atrapalhava a equipe, contaminava a sala e comprometia a privacidade de outras parturientes. No entanto, estudos mostraram que a presença do acompanhante está associada a resultados positivos, como menor risco de cesárea, menor solicitação de analgesia, maior satisfação da mãe com a experiência e menor risco de desmame precoce. Por isso, a Lei Federal nº 8.080, de 19 de setembro de 1990, obriga os serviços de saúde do Sistema Único de Saúde (SUS) a permitir a presença de um acompanhante em todo trabalho de parto, parto e pós-parto imediato. Infelizmente, trata-se de uma lei que não "pegou": na maioria dos hospitais esse direito é simplesmente desrespeitado. Na rede particular, embora a presença do pai em geral seja permitida, é comum a cobrança de uma taxa para a sua entrada, a título de gastos com roupa esterilizada, uma prática questionada pela Agência Nacional de Saúde (ANS), que determina que os planos de saúde com cobertura obstétrica incluam essa despesa. Para evitar surpresas, informe-se sobre a política do hospital em que pretende dar à luz e, se for o caso, questione a instituição por escrito, anexando uma cópia da lei. Ou escolha outro hospital, mais atento às necessidades de mães e bebês.

É verdade que a dor do parto é a pior do mundo?

A dor do parto – e o desejo de evitá-la – é uma das maiores preocupações das gestantes e um dos motivos da prática indiscriminada de cesarianas no Brasil. Provocada pela contração muscular do útero e a dilatação do colo do útero, a dor varia de mulher para mulher: algumas a descrevem como insuportável, outras como semelhante a uma cólica menstrual forte e outras ainda como um desconforto suportável. Ao ouvir de outra mulher o relato de uma experiência muito dolorosa de parto normal, é importante tentar distinguir a dor fisiológica, ou seja, a do parto em si, da dor provocada por procedimentos médicos ou práticas hospitalares. Um exemplo: sabe-se que passar longos períodos imóvel e deitada de costas sobre a cama aumenta a dor do parto. Ao contrário, a liberdade de movimentos, que leva a mulher a buscar as posições mais confortáveis, é capaz de atenuá-la. No jargão médico existe até um adjetivo para a dor provocada pelos procedimentos: iatrogênica. É a dor resultante de intervenções, como sucessivos exames vaginais, cortes, picadas, falta de privacidade, humilhações verbais, além da falta de controle e de entendimento do processo por parte da mulher. Tudo isso leva a uma insatisfação geral com a experiência, muitas vezes confundida com a dor do parto.

O exame de *Streptococcus* B deu positivo. Posso ter parto normal?

Essa é uma bactéria que existe normalmente na vagina de 10% a 40% das gestantes. Por isso, ao constatar sua presença, não se fala em infecção, mas em colonização, pois não há nenhum dano à saúde da mulher. O problema com o *Streptococcus* B no final da gestação é que essa bactéria pode contaminar o recém-nascido durante o parto, causando a chamada sepse neonatal, uma infecção rara porém muito grave. Por isso, esse exame costuma ser pedido pelo médico ou parteira a partir da 35ª semana de gestação. Se der negativo, não há por que se preocupar. Caso dê positivo, a prevenção se dá com a administração de antibiótico na veia durante o parto, o que pode ser feito tanto em casa como no hospital. Ou seja: *Streptococcus* B positivo não é contraindicação para o parto normal e tampouco é indicação de cesárea.

ERIKA, GLAUBER & Théo

"Um dia, por intermédio de uma amiga, descobri o que era doula. Cinco anos depois, quando engravidei, foi esse o ponto de partida de minhas pesquisas sobre parto. Desde o início da gestação, Glauber foi um grande parceiro. O nascimento de Théo, na sala de nossa casa, vai nos ligar para sempre."

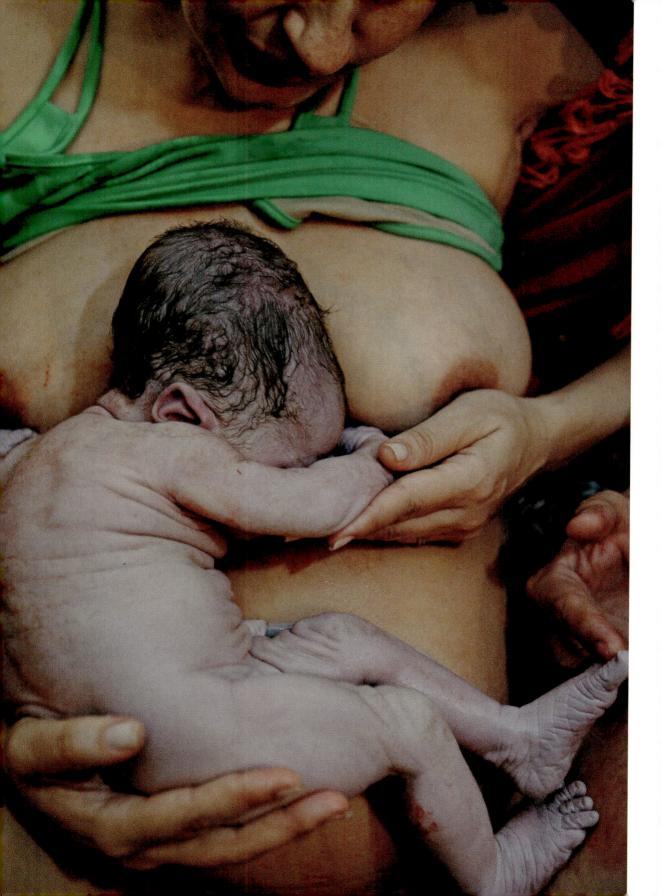

Foi meu marido Glauber que descobriu a gravidez. Ele passara um semestre estudando na Espanha e eu viajei ao seu encontro nas férias. Um mês depois, já de volta ao Brasil, ele me disse: "Você está grávida!". Eu achava que não. Como tinha certeza de que ia menstruar, fui para a farmácia comprar o teste e um pacote de absorventes. Mas ele estava certo: deu positivo.

Sempre achei que poderia viver bem sem filhos. Mas também sempre soube que, se ficasse grávida, queria um parto normal. Como bióloga, acreditava que meu corpo estava programado para dar à luz, assim como o dos outros animais.

Como eu nasci de cesariana e minha família tem um histórico de muitas cesáreas, não tinha informação suficiente do parto normal. Sabia apenas o que era doula (acompanhante de parto), uma descoberta que eu fizera cinco anos antes, por intermédio de uma amiga que ficou grávida. Na época, tinha achado o máximo essa história de doula e pensado que, se um dia ficasse grávida, o que aconteceu aos 32 anos, queria uma para me acompanhar no parto. Ponto. Eu só tinha essa informação. E foi a partir dela que comecei a minha busca.

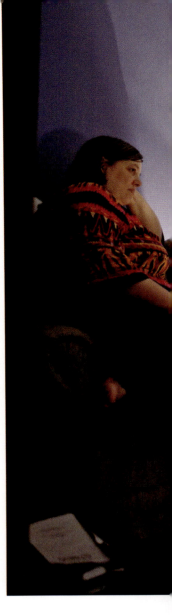

A escolha do médico

A gravidez é uma viagem feminina, você e seu corpo, uma transformação muito pessoal. Mas eu e Glauber procuramos viver juntos esse processo. Desde o primeiro momento, ele foi um grande parceiro para todas as coisas da gestação.

Quando nos descobrimos grávidos, a primeira coisa que fiz foi marcar uma consulta com a minha ginecologista. Tivemos uma conversa ótima. Na hora de ir embora, o Glauber disse: "Olha, só tem uma coisa, fazemos questão do parto normal". Ela respondeu: "Claro, vamos fazer o possível".

Antes da consulta, eu havia lido alguns relatos de parto na internet. Descobri alguns sites tempos antes, quando ouvi falar

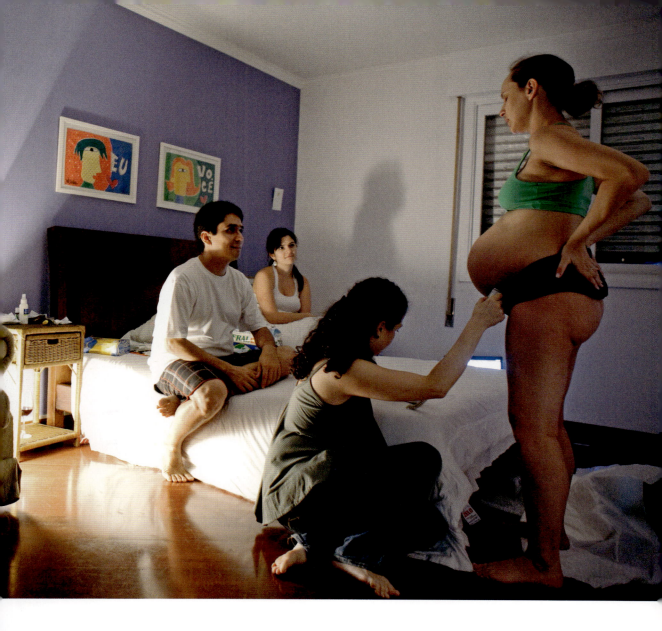

00:38 • Início promissor

A equipe chegou e logo estabeleceu um clima de parto na minha casa. Quando fui examinada e soube que já estava com sete para oito centímetros de dilatação, fiquei muito emocionada. Eu chorava... Esse tanto de dilatação, minha mãe aqui comigo, estava tudo perfeito. Fiquei no quarto me preparando para o nascimento, com a médica, a parteira, minha cunhada e meu marido.

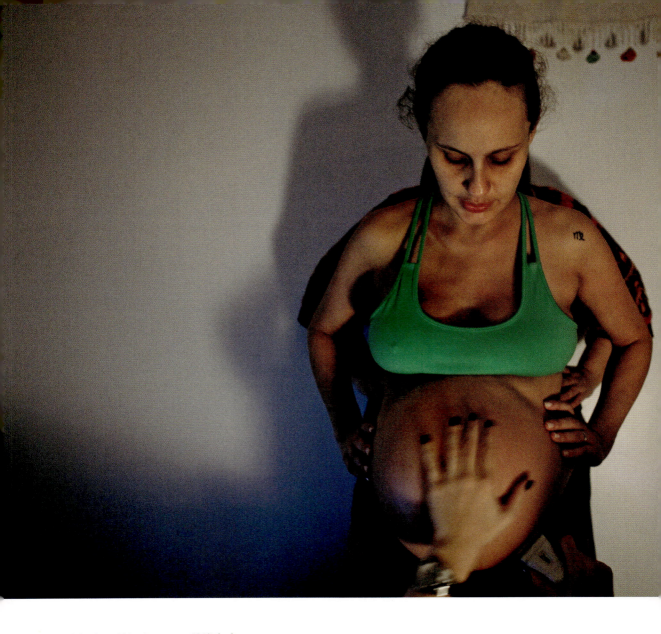

00:42 • Técnica e sensibilidade

Enquanto a médica monitorava os batimentos cardíacos do bebê, a parteira me amparava e ajudava a enfrentar as contrações. Lembro da primeira consulta que eu e Glauber tivemos com essa médica, depois de passar por outros dois obstetras. Nossa, que bacana... Ela é muito informal, tranquila, nada de jaleco branco. Ficamos encantados.

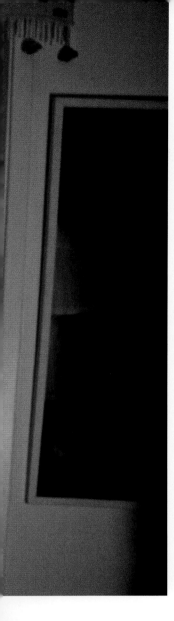

em doula pela primeira vez e fui procurar na internet o que era. Quando fiquei grávida, me lembrei disso e resolvi buscar mais informações.

Com o que havia aprendido ao conhecer a história de outras mulheres, percebi de cara que minha médica não faria um parto normal. Pesquisando mais a fundo nos sites de grupos de apoio, logo cheguei a outra conclusão importante: nenhum dos outros obstetras do convênio me daria essa oportunidade.

Encontrei então nesses sites a indicação de dois médicos. Como não consegui horário com um deles, marquei com o outro. A consulta foi maravilhosa, já que o médico era muito mais identificado com a linha do parto humanizado. Ele se tornou meu segundo obstetra.

Pouco tempo depois, descobri que o médico com quem eu não conseguira marcar consulta daria uma palestra sobre parto domiciliar. Convidei o Glauber para ir comigo. Cheguei sozinha, ele veio me encontrar depois. A sala estava lotada, com gente saindo pela janela... O médico tinha uma abordagem muito interessante do nascimento. Na visão dele, o parto era um evento familiar, não um ato médico.

Em sua apresentação, ele mostrou fotos incríveis. Tudo muito simples e singelo. Ficamos encantados. Não com a possibilidade do parto em casa, mas com o médico, sua postura, o respeito com que lidava com o assunto e os conceitos nos quais se baseava. "Que legal que existe um grupo assim", pensei.

Parto domiciliar?

Saímos da palestra pensando que aquele negócio de parto domiciliar era bacana, mas não para nós. Pelo menos, não no primeiro filho.

Eu estava no quarto ou quinto mês de gestação. Na consulta seguinte, perguntamos ao nosso obstetra qual era sua opinião.

Ele fez cara feia. "Parto em casa, de jeito nenhum! Não concordo e não faço".

Lembro que, depois dessa consulta, falei para o Glauber que não sabia se queria ter o filho em casa, mas achava que quem tinha de decidir éramos nós e não o médico. Por causa disso, resolvemos deixar esse obstetra também. E ouvimos muitas críticas. "Nossa, mudando de novo? Sosseguem com um médico...", diziam.

A essa altura, eu já tinha entrado num grupo de discussão na internet. Pedi indicações para algumas mulheres e cheguei ao nome de uma obstetra. Na primeira consulta que tivemos com ela, nos encontramos: era essa!

Depois de algumas consultas, começamos a nos aproximar da opção do parto domiciliar, conversando também sobre estatísticas: quantos ela já havia feito, qual a porcentagem de transferências para o hospital e o motivo dessas remoções. Passei também a ouvir pessoas que tinham tido filho dessa forma para entender como é que funciona na prática. O Glauber logo se animou com a possibilidade, muito mais do que eu. Fiquei um bom tempo em cima do muro: ia para as consultas e adiava a decisão. "Até quando posso resolver?", perguntava para a médica.

O medo dos outros

Continuei insegura por muito tempo. Porque era o primeiro filho, eu não sabia como me comportaria, como meu corpo reagiria à dor. Se fosse o segundo, seria mais fácil. Eu me perguntava se não era muita audácia...

Só perto do final da gestação resolvemos que nosso filho nasceria em casa. Até então estávamos num clima de "acho que é, mas não falo que é". Pegamos a lista do que era preciso comprar e, no início do nono mês, começamos os preparativos.

A família do Glauber sabia de nossos planos. Durante a gravidez, a irmã dele deixou o emprego numa multinacional, na qual trabalhava na área de recursos humanos – ela é psicóloga –, e fez um curso de doula. Ela estava se preparando para acompanhar o meu parto. Por isso, ficamos ligadas. Nós duas estávamos lendo bastante. E trocávamos muita informação.

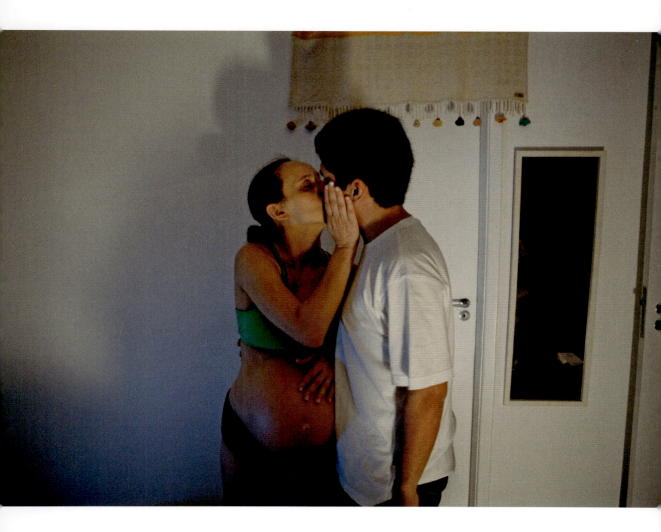

00:42 • Parceria para sempre

Eu devo muito ao Glauber tudo o que vivemos, tudo o que experimentamos, a maneira como construímos o nascimento de nosso filho. Em nenhum momento senti que foi uma viagem da minha cabeça, ao contrário, foi algo que, desde o começo, nós dividimos, compartilhamos. Assim como eu, ele também aprendeu bastante durante aqueles nove meses.

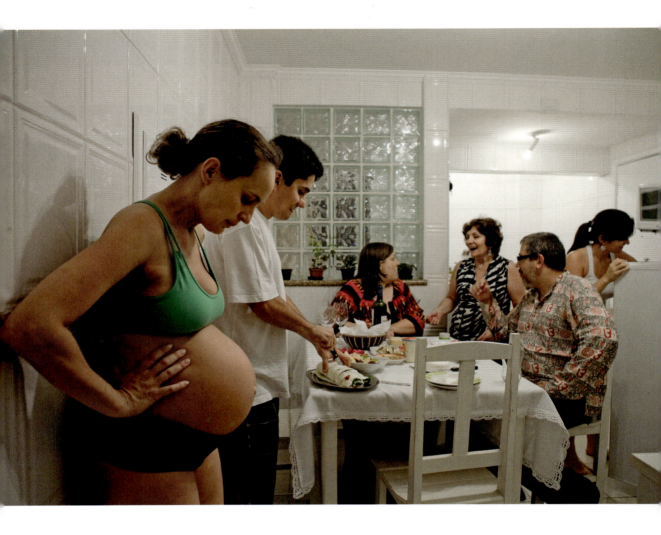

00:44 • Repor as energias

Minha mãe e minha sogra montaram uma bela mesa. Num certo momento, todo mundo resolveu ir comer. Pensei: "Acho que vou também". Eu estava mesmo precisando de energia. Fui à cozinha, onde estavam todos reunidos. Comi um chocolate que minha mãe tinha feito. Belisquei também algumas castanhas. Bebi água e andei numa boa.

A minha família não sabia, com exceção de minha mãe. Quando ela veio de Campo Grande para nos visitar no final da gravidez, eu contei-lhe e pedi segredo. Ela entendeu e aceitou manter silêncio sobre a nossa escolha. Só então descobri que ela também quis ter sua primeira filha em casa. Isso não aconteceu porque minha irmã estava sentada dentro do útero. A parteira falou que não faria o parto nessas condições e a mandou para o hospital. Depois ela teve uma sucessão de cesáreas, e eu fui a última das quatro.

O Glauber diz uma coisa com a qual eu concordo: nós estávamos fugindo do medo dos outros. Porque tínhamos informação, e as pessoas não. Sempre que esse assunto pintava numa conversa, éramos muito condenados. "Que loucura", diziam. Eu também não queria falar muito do parto domiciliar, porque pensava assim: se ele não nascer em casa, pronto, nasceu no hospital. Era o que todo mundo estava esperando. Queria evitar aquela cobrança: "Estão vendo, que loucura, vocês queriam em casa e não deu certo!".

O plano B, caso eu precisasse ir para o hospital, era uma maternidade particular na zona sul de São Paulo, que chegamos a visitar bem em cima da hora, por volta da 37ª semana. Como eu tinha a maior confiança na médica que me acompanhava, sabia que ela só me indicaria uma cesárea se fosse realmente preciso. Nesse caso, eu faria tranquila, mesmo sabendo que seria inevitável ter de lidar com a frustração.

Últimas semanas

Trabalhei muito durante a gravidez e queria continuar até o dia de dar à luz o Théo. Mas com 37 semanas comecei a ficar cansada de me deslocar até o trabalho e mudei de ideia: decidi que queria parar com 39. Precisava descansar um pouco.

Quando completei 38 semanas, começaram as apostas sobre o dia do nascimento. Fiquei um pouquinho ansiosa, mas continuei segurando a onda numa boa, procurando relaxar. Com 39, deixei de trabalhar e fiquei em casa. Tinha gente que ligava todo dia para perguntar: "E aí, nasceu?". Isso incomodou um pouco. Eu não sabia mais o que falar. Todo dia era "não, não nasceu ainda...".

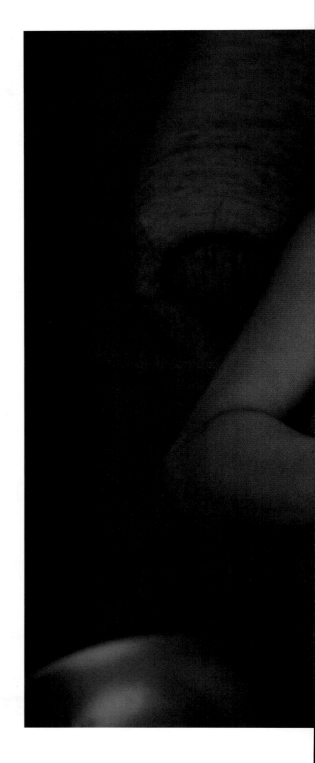

01:12 • Experiência compartilhada

Voltei para o quarto e sentei na cadeirinha de cócoras. O Glauber ficou na poltrona atrás de mim. No final da gravidez, ele estava bem ansioso, até mais do que eu. No dia do parto, como em toda a gravidez, foi muito parceiro. Ele me conhece, então foi capaz de tomar todas as providências para que tudo ficasse bem.

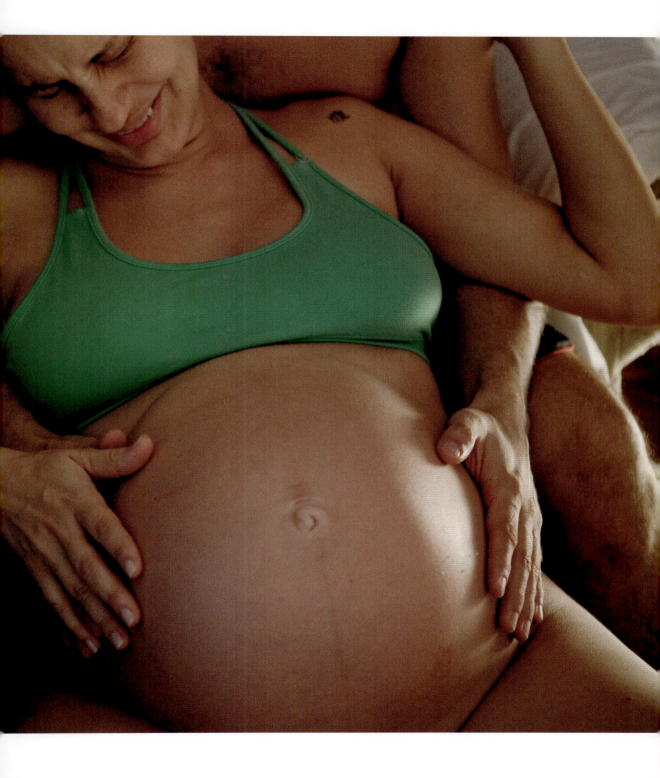

Nos primeiros dias em casa, aproveitei para dormir e descansar. Até que comecei a sentir dores. E percebi que alguma coisa em mim estava diferente. Eram os pródromos, que se prolongariam por uma semana.

Essa parte dos pródromos foi um pouco ruim, porque, como pais de primeira viagem, criamos a maior expectativa. Entramos numa onda de ficar contando contração por vários dias, até que eu falei: "Chega, ninguém conta mais contração nesta casa!". O Glauber estava um pouco ansioso, a toda hora achava que o bebê ia nascer. Eu pedia calma e dizia que não era bem assim, que ainda iria demorar um pouco.

Comecei a ter dores em uma quinta-feira. No sábado as contrações foram tantas que achamos que ia nascer, mas o trabalho de parto não engrenava. No domingo e na segunda, continuei com dores. Então o Glauber falou com a irmã dele, que seria a nossa doula, e ela veio de Sorocaba, SP, onde mora a família dele. As dores continuaram. Ela ficou em nossa casa para me acompanhar, o que nos ajudou muito.

Quando completei quarenta semanas, fiquei realmente ansiosa. Porque se entrasse na 41ª, teria que fazer um acompanhamento mais detalhado, com cardiotocografia e ultrassom, o que acabaria gerando ainda mais ansiedade.

Comecei a me questionar por que o bebê não nascia, por que meu trabalho de parto não engrenava. Numa consulta com a médica, perguntei se ela achava que eu deveria fazer acupuntura para induzir o trabalho de parto. Na sala de espera, havia encontrado uma amiga, a Patrícia, que estava na mesma situação, com mais de quarenta semanas completas.

A médica me falou que uma parteira americana especialista em massagem para indução de parto estava de passagem pelo Brasil. "A Patrícia vai fazer uma sessão com ela, por que você não experimenta também?", sugeriu. Eu estava considerando a possibilidade da acupuntura, mas tenho pavor de agulha. Por isso, quando ela falou em massagem, pensei: "Beleza, é nessa que eu vou!". E, para minha sorte, a parteira estava disponível naquele dia.

Era terça-feira. Passei quase duas horas com ela. Eu sentia contrações. Ela me falava que o meu corpo estava pronto, o bebê nasceria logo, ia dar tudo certo. Foi uma delícia! Segundo ela, o efeito viria de 6 a 48 horas depois. "Se até sexta-feira não nascer, volta aqui que a gente faz outra massagem", disse.

01:45 • Participação surpresa

As avós não tinham se programado para ver o nascimento do neto. Minha mãe queria, mas estava longe. Então eu não contava com isso, e nem ela. Já a minha sogra tinha dito que não viria, pois queria preservar o nosso espaço. Mas acabou acontecendo de estarem aqui. Pegas de surpresa, elas ficaram um pouco apreensivas. Cada vez que a equipe dizia que estava tudo bem, eu ficava mais tranquila, porque sabia que isso iria acalmá-las também.

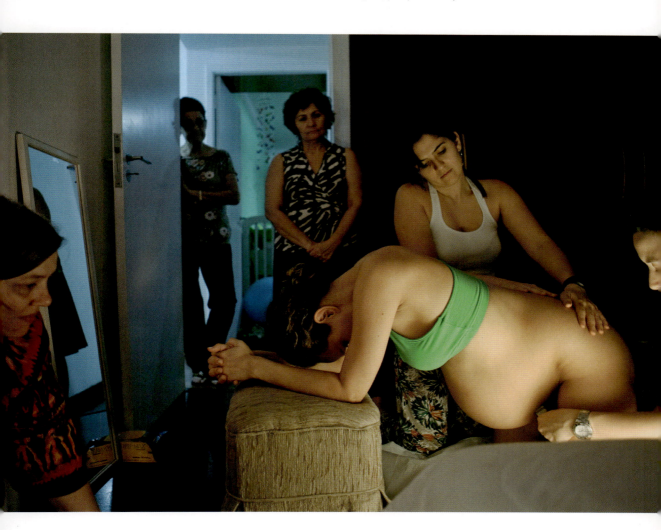

Passei quarta e quinta com muita dor. Havia uma semana que dormia sentada, com dor na região lombar. Bastava me deitar para dormir que as contrações vinham com força e eu não conseguia descansar direito. "Chega, eu quero dormir", disse a mim mesma na sexta-feira. Telefonei para a parteira que seria a assistente da médica no parto e ela me sugeriu tomar uma taça de vinho para relaxar. Ela também me "enquadrou": "Você tem que entender que o primeiro parto é assim mesmo: ou você quer ou você não quer, não tem nada de errado, os prazos são seguros", me falou com firmeza.

Cheguei à conclusão de que precisava mesmo relaxar. Conversei com minha mãe, que estava esperando para vir quando o Théo nascesse, e resolvemos que ela pegaria o avião naquele mesmo dia. Eu estava com quarenta semanas e quatro dias.

O que aconteceu depois foi muito louco. O Glauber saiu com minha sogra para buscar minha mãe no aeroporto e eu pensei: vou relaxar. Foi só ele fechar a porta para eu começar a ter contração. Estávamos eu e minha cunhada em casa.

A chegada de Théo

Fiquei agachada, me apoiando na bola, sentindo uma contração atrás da outra. E comecei a achar tudo aquilo muito diferente. Minha cunhada sugeriu: "Vamos para o chuveiro?". Fiquei lá por meia hora. Saí e voltei para o quarto. Perguntei se ela achava que dessa vez as contrações estavam diferentes. Ela disse que sim. "Vamos ligar para a médica", decidimos. A médica pediu que controlássemos as contrações e disse que mandaria a parteira para me examinar. Por isso, achei que dessa vez era para valer. Minha mãe chegou, com o Glauber e a minha sogra.

A parteira veio logo em seguida, fez um exame e falou: "Sete para oito centímetros de dilatação". Eu me lembro que, assim que ela saiu do quarto, olhei para a doula e disse: "Eu sou foda! Não é antes disso que as pessoas pedem anestesia? Então já era. Vai nascer. Não vou ter dor, não vou ter medo. Agora é comigo, não tenho por que titubear".

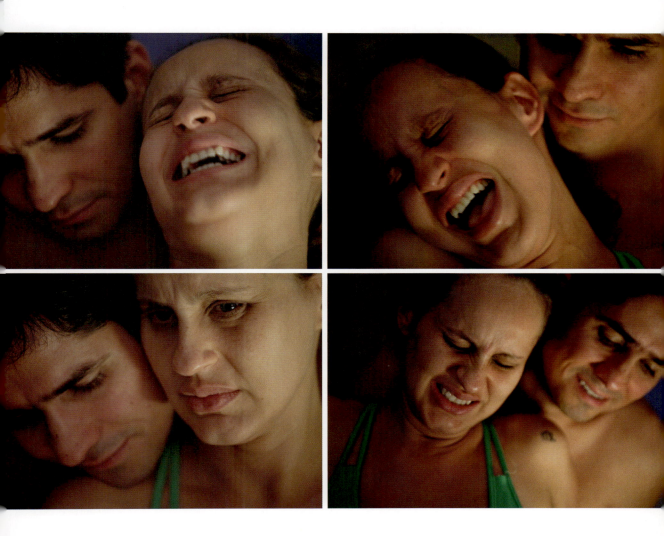

01:53 • Cabeça, corpo e coração

Eu tinha medo da dor, claro, como todo mundo. E ficava pensando em como lidar com ela. Cheguei à conclusão de que damos à luz com a cabeça, o corpo e o coração. Preparei meu corpo com ioga. A cabeça, buscando informação. E o coração, sabendo que passaria por isso para dar a vida ao meu filho. Dessa fase do parto, depois que as contrações engrenaram, não guardo nenhuma memória de dor.

Estava me sentindo forte e poderosa. É muito louco, mas desse dia não guardo memória de dor, mas de força, garra e concentração. Eu sentia muito cansaço, mas também tinha energia.

Théo nasceu às 2:40 horas. No nosso plano de parto, ele iria para o colo do Glauber e só depois para o meu. E isso, é claro, não aconteceu. Mas foi perfeito assim. Depois de nascer, Théo tomou um banho de balde dado pelo Glauber. Eu achava que precisava ter alguma coisa marcante para ser o momento do pai no parto. E esse foi o deles, dos homens juntos.

No final, todos fizemos um brinde. Com o Théo ainda dentro do balde. Por volta das seis da manhã, depois que a equipe já tinha ido embora, fomos dormir. Às dez da manhã estava todo mundo de pé, na maior adrenalina.

Acordei e falei: "Gente, o que aconteceu ontem aqui em casa?". Catártico. Eu estava em estado de graça. Quando eu e Glauber nos casamos, fizemos uma festa tão linda e informal, que acordamos no dia seguinte falando disso. Quando o Théo nasceu, foi a mesma coisa: acordamos revivendo o dia anterior, uma delícia!

E pensar que tudo isso começou quando ouvi a palavra doula... Que bom que meu marido embarcou comigo nessa viagem e trouxe a família dele junto. Minha cunhada começou uma história muito bonita como doula depois do nascimento do sobrinho. E o que minha mãe e minha sogra experimentaram ficará marcado na vida delas para sempre.

É bacana saber que tudo isso começou comigo e que nosso filho chegou ao mundo fazendo uma deliciosa revolução em nossas vidas.

02:19 • Apoio num lençol

Numa das contrações, eu comecei a fazer força e, instintivamente, ergui as mãos, como se procurasse algo em que me segurar. Então a parteira teve a ideia de enrolar um lençol, que acabei usando para me sustentar durante algumas contrações. Enquanto isso, minha sogra me abanava com uma prosaica tampa de plástico...

02:31 • Conforto na rede

Na banqueta, não tinha ficado bem. De quatro, também não. Aí alguém teve a ideia: "Vamos lá para a sala, naquela rede?". "Vamos!". E a gente transferiu o circo para lá. Eu ficava sentada, apoiando as costas na rede. Cada vez que vinha uma contração, descia o corpo. Lembro de uma contração em que fiz um monte de força, certa de que teria mais umas dez pela frente. Dali a pouco saiu a cabeça. Mais um pouco, o resto do corpo.

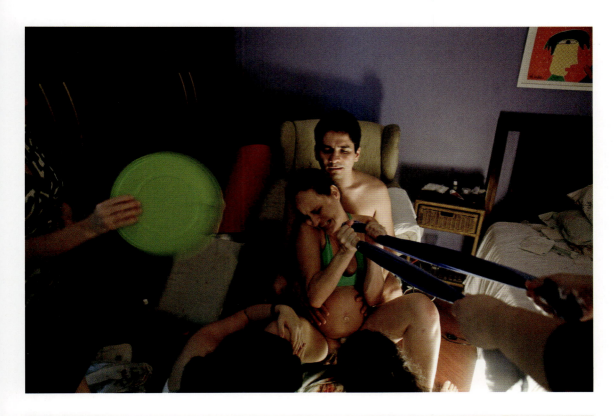
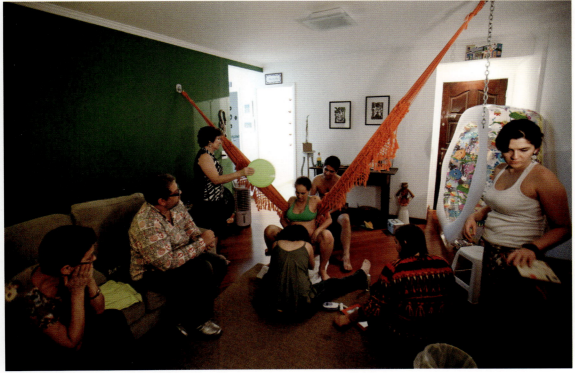

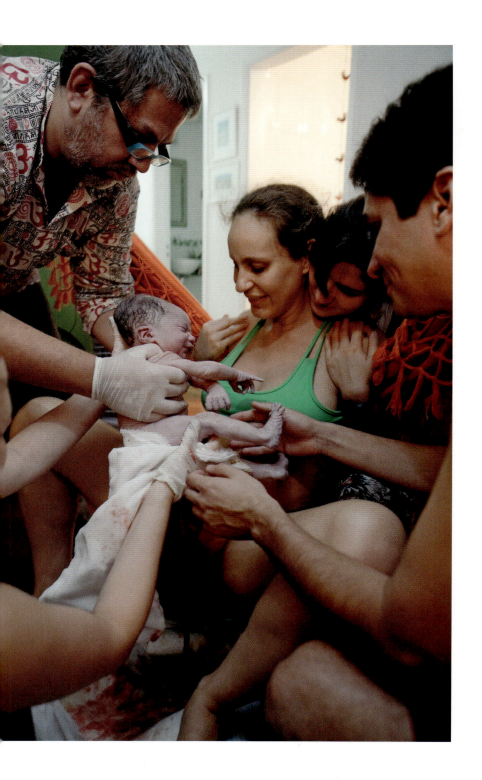

02:42 • Théo chegou

Pensei: "Nossa, já nasceu?". Foi incrível. Quatro voltas de cordão. Quatro! Que a médica tirou rapidamente, com tranquilidade. Théo foi da mão dela para a mão do pediatra, da mão dele para o meu colo. Um soprinho de vida. Só depois ele chorou. Veio para o meu peito, mas nem mamou, só ficou por ali.

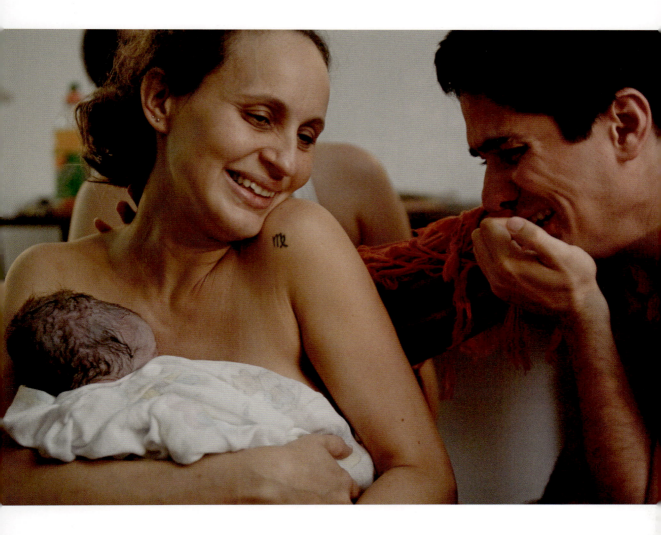

02:45 • Lágrimas de pai

Olhando essa foto eu falo que nunca dei um sorriso tão lindo e prazeroso como esse. Queríamos que o pai fosse a primeira pessoa a pegar o bebê. Isso não aconteceu, mas foi perfeito mesmo assim. O curioso é que o Glauber ficou atrás de mim o tempo todo. No final, não sei por que, veio para a frente. Ainda bem, assim pôde ver o Théo nascer.

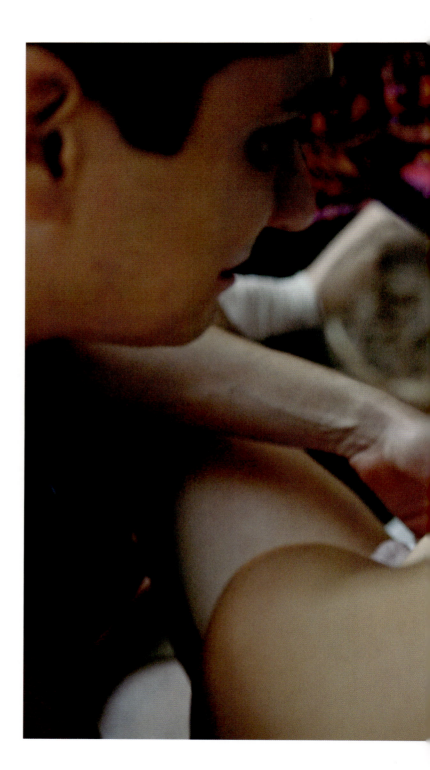

02:48 • Uma grande descoberta

Quando penso que consegui esse parto, vejo que a força de alguma forma já estava dentro de mim. O nascimento do Théo me mostrou que, para várias coisas na minha vida, o potencial já está aqui. Só falta acreditar nele. Ninguém passa incólume por uma experiência como essa...

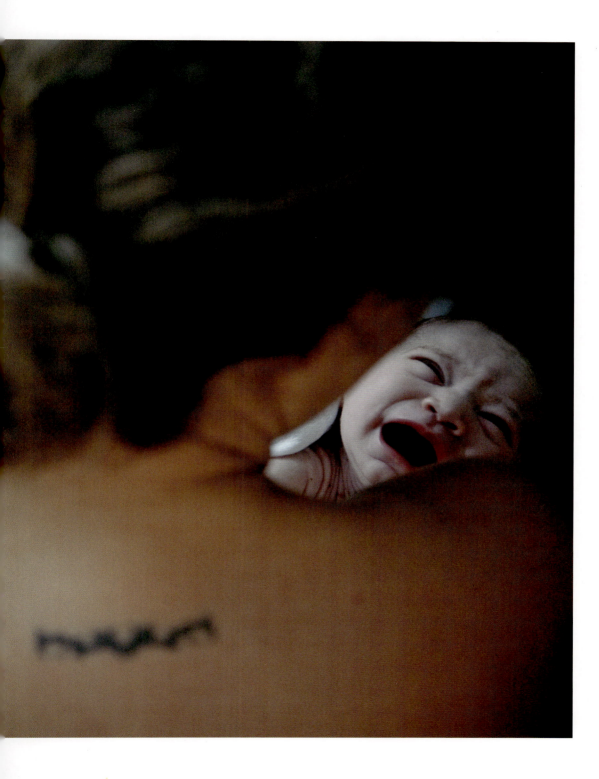

Cordão umbilical enrolado no pescoço é motivo para cesárea?

Não. Cerca de 30% dos bebês nascem com o cordão enrolado em alguma parte do corpo. E isso jamais deveria ser uma fonte de preocupação para as gestantes. O fato de um bebê nascer com uma ou mais "circulares de cordão", como diz o jargão médico, não quer dizer nada além de que ele se mexeu bastante dentro da barriga da mãe. No entanto, essa é uma desculpa muito comum para justificar cesáreas sem indicação, realizadas apenas por conveniência.

É perigoso esperar pelo trabalho de parto após quarenta semanas?

Não. Essa é outra desculpa muito usada para convencer mulheres a aceitar induzir o trabalho de parto com medicamentos ou marcar uma cesárea eletiva desnecessariamente. Porém, é difícil encontrar profissionais que aceitem esperar mais do que quarenta semanas. Alguns alegam até que, decorrido esse prazo, o bebê poderia morrer repentinamente. Na verdade, a cada dia que passa na barriga da mãe, ele cresce e fica mais forte. É importante saber que a data provável do parto (DPP) não é um prazo de validade do bebê na barriga, mas sim uma estimativa do dia de seu nascimento, calculada com base na data da última menstruação (DUM) ou no primeiro exame de ultrassom. Para a grande maioria das mulheres, o início espontâneo do trabalho de parto ocorre entre 38 e 42 semanas, uma variação normal.

Vale a pena mesmo contratar uma doula? Qual será a função dela durante o parto?

Doulas são acompanhantes de parto que oferecem suporte físico, emocional e afetivo ao casal durante o trabalho de parto. No passado, quando todos os nascimentos aconteciam em casa, esse papel geralmente cabia a uma mulher mais experiente da família. Hoje é desempenhado por profissionais treinadas para proporcionar conforto e segurança à parturiente. Seu trabalho consiste em sugerir posições mais confortáveis, fazer massagens, informar a mulher sobre o andamento do trabalho de parto e tranquilizá-la com palavras de carinho e incentivo. Ao contrário do que muita gente pensa, a doula não realiza nenhum procedimento médico ou de enfermagem. Sua atuação é referendada pela Organização Mundial da Saúde e pelo Ministério da Saúde. Sua presença durante o parto é comprovadamente benéfica e sem contraindicações, mas ainda são poucos os obstetras que incentivam sua participação na equipe e muitas maternidades ainda impedem sua presença na sala de parto.

EVA, NEO & Pedro

"Com 35 semanas de gestação, durante uma consulta de rotina, ouvi do médico: 'Seu filho nasce hoje'. Pensei que ele estivesse brincando. Era sério. Com o apoio de Neo, consegui resistir à cesárea desnecessária. Um mês depois, Pedro nasceu de parto normal na Casa do Parto de Sapopemba."

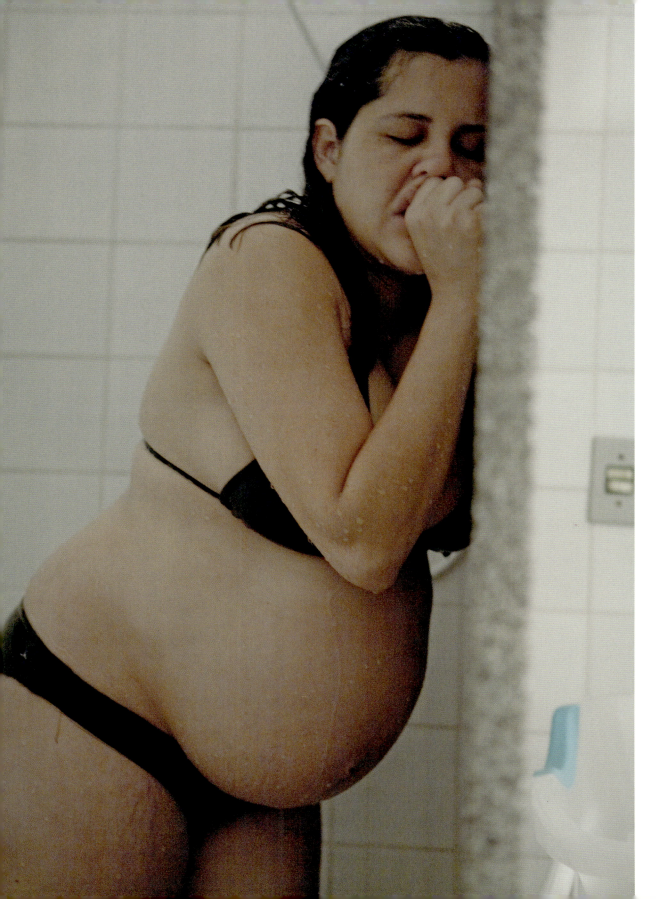

Ele era muito querido, meu médico desde os 15 anos. E um excelente ginecologista. Por isso achei que valeria a pena viajar de São Paulo até a minha cidade natal, no interior do Paraná, para ter meu primeiro filho com a ajuda dele. Nas consultas, já tínhamos conversado algumas vezes sobre a minha vontade de ter um parto normal e de não tomar anestesia. Ele costumava dizer: "Vamos ver, vamos ver". E para mim estava tudo bem.

Nossa última consulta aconteceu no dia 13 de março, uma sexta-feira, no finalzinho da tarde. Ele me cumprimentou de um jeito meio estranho: estava extremamente mal-humorado. Em geral, fazia primeiro a consulta e depois a ultrassonografia. Naquele dia, me levou direto para o exame no aparelho. Assim que o ligou, disse que o Pedro estava muito grande, encaixado e com vários sinais de amadurecimento. Disse também que eu aparentemente já tinha dilatação.

Ele então me examinou e afirmou que eu estava com um centímetro de dilatação. Na ficha, exagerou um pouco: três centímetros e meio. Depois que me vesti, avisou que pediria uma guia de internação. "Seu filho está pronto, já pode nascer!", disse. Levei um susto. "Mas como? Ainda não estou sentindo nada!"

Cheguei a pensar que fosse brincadeira dele. Demorei para perceber que realmente falava sério. Deixei bem claro: "Quero esperar, não quero ser internada". Então ele me disse: "Tudo bem, podemos esperar. Mas você sabe como está o coraçãozinho dele?". "Batendo, né? Acabei de ouvir", respondi. "Agora está. E mais tarde? Você não sabe..."

Esse raciocínio não fazia o menor sentido para mim; afinal, meu filho estava na minha barriga havia oito meses sem que tivesse sido necessário escutar o coraçãozinho todos os dias. Por que o mesmo útero que até então o protegera havia se tornado perigoso?

Mas o que mais me marcou foi a alegria da secretária no final da consulta. Ela é enfermeira e ajuda o médico nos exames. Assim que saí da sala com a guia de internação na mão, ela veio correndo me abraçar: "Vai nascer hoje, né? Está vendo que bom?!".

Minha mãe, que aguardava na sala de espera, saiu dali muito preocupada. O hospital fica em frente ao consultório e, segundo o médico, eu deveria ir direto para lá. Como o carro estava na rua de baixo, simplesmente segui nessa direção, calada. Minha mãe me olhou surpresa, sem entender o que acontecia. "Estou indo embora", eu finalmente disse. Ela ainda argumentar, mas me mantive firme:

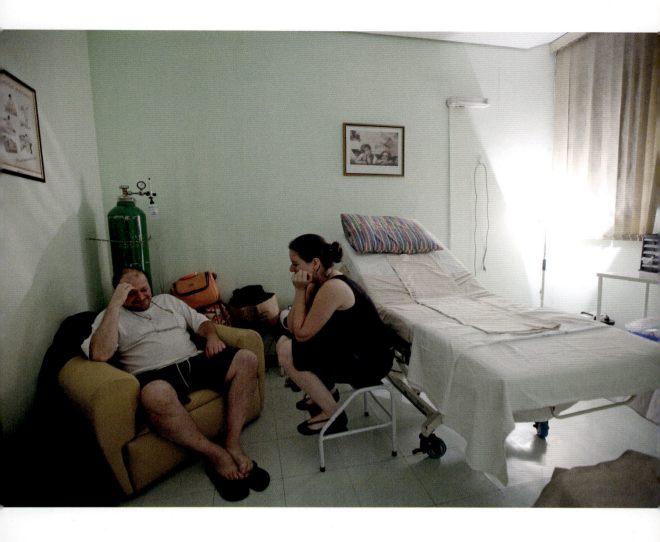

22:40 • Os acompanhantes

O Neo sempre foi questionador, muito mais do que eu. Ao longo da gestação ele aprendeu bastante sobre parto. No final, estava confortável com a forma que escolhemos para o Pedro vir ao mundo. Nesta foto, ele e a filha Deborah conversavam no quarto enquanto eu estava no chuveiro. Ela fez questão de acompanhar de perto minha gravidez. Por isso foi natural sua presença na hora do parto.

"Não vou me internar". Na hora, com medo, ela não concordou comigo, mas depois acabou aceitando minha decisão.

Eu sabia que o melhor a fazer era voltar para casa, mas me sentia um pouco insegura. Ainda mais porque, depois do exame de toque, tinha perdido um pouco de líquido amniótico.

22:41 • Tranquila e confiante

Enquanto isso, no banheiro, sentada sobre a bola, eu pensava: "Não é tão difícil, não dói tanto assim. Se continuar desse jeito está bom". A parteira entrava e saía muito discretamente. Às vezes eu nem notava a sua presença. Desse estágio, me lembro de algumas coisas, outras só sei porque o Neo me contou. Foi ele que disse que eu cantei no chuveiro.

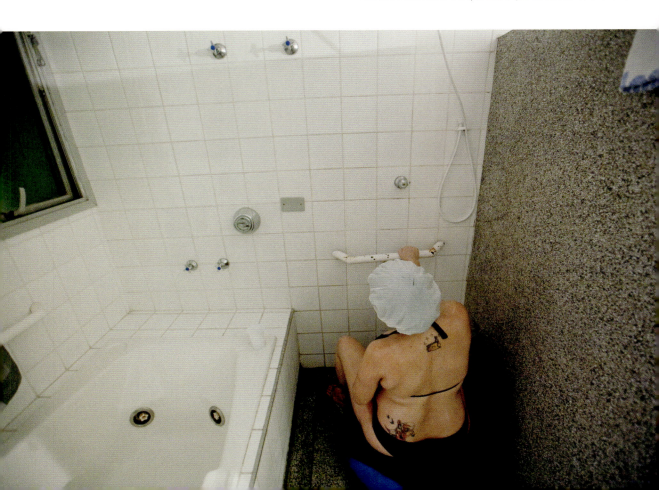

Pelo meu marido, viajaríamos de volta para São Paulo naquele mesmo dia. Antes de decidir isso, busquei apoio na lista de discussão sobre gravidez e parto da qual participava na internet. Contei o que havia acontecido e recebi respostas de mulheres mais experientes reforçando o que já pretendia fazer: "Passe a noite aí, descanse e amanhã, na primeira hora, venha para São Paulo. Se ficar, já sabe o que vai acontecer", escreveu uma delas.

Resolvi relaxar. Depois de tomar um banho, jantei e fui me deitar. Consegui dormir, mas o Neo ficou acordado, de tanta preocupação: "Mesmo que você entre em trabalho de parto agora, ainda dá tempo de chegar a São Paulo. Prefiro que nasça lá". O que me deixava em dúvida era que, se eu realmente estivesse entrando em trabalho de parto, Pedro nasceria prematuro, pois eu estava de 35 semanas. Isso poderia trazer alguma dificuldade no parto.

No dia seguinte acordei ótima, tomei outro banho e pegamos a estrada. Um dos motivos da viagem ao Paraná era fazer um chá de bebê com a minha família, isso acabou com a festa.

De volta à rotina, fiquei preocupada durante uma semana. Mas, conforme o tempo passava e nada acontecia, fui esquecendo o assunto. Pedro nasceu um mês depois dessa consulta, no dia 13 de abril, com quarenta semanas completas. Resumindo: eu não estava em trabalho de parto e, caso tivesse concordado com a cesárea marcada, meu filho teria nascido prematuro.

Não culpo meu médico. Sei que hoje eles não estão mais acostumados a fazer parto normal. Por isso o evitam. A única coisa que me deixou com raiva dele foi uma frase que ouvi quando disse que estava com medo do exame de toque – na verdade eu queria evitar o procedimento, que considerava desnecessário, mas não consegui dizer isso a ele. "Como você pode ter medo de um dedinho, se vai sair daí uma garrafa de Coca-Cola de três litros e meio?" A partir de então, eu não podia ver o refrigerante sem me lembrar dessa história. Olhava para a garrafona e pensava: "Meu Deus, como é possível?". Hoje virou motivo de piada aqui em casa, mas foi de muito mau gosto ele me falar uma coisa dessas. Acredita que eu pensei nisso até na hora em que o Pedro estava para nascer? Ficou martelando na minha cabeça...

O início da história

Aos 25 anos, eu estava decidida a não ter filhos e a me dedicar somente à profissão. Assim, quando soube que estava grávida, entrei em pânico, passei uma semana chorando. Eu já havia feito dois testes de farmácia e um de sangue. Só depois do terceiro resultado positivo é que reconheci a gravidez. Naquela época, o parto ainda nem era uma questão para mim.

Minha mãe teve três partos normais hospitalares, com todas as intervenções de rotina. Então, na minha cabeça, não existia alternativa: engravidou, é parto normal no hospital. Mas eu nunca tinha pensado muito no assunto. Nem sabia direito como era um parto normal.

Depois que o choque passou e aceitei a gravidez, resolvi ler sobre isso. Eu não tinha noção de nada. Comecei pesquisando sobre o que acontecia durante os nove meses. Numa comunidade do Orkut, li algo sobre um médico de convênio que fazia parto natural. Foi a primeira vez que ouvi falar a respeito e procurei saber melhor o que era. Marquei um horário com esse médico.

Estava com doze para treze semanas nessa consulta, a primeira de meu pré-natal. Entre outras coisas, disse a ele que tinha lido sobre doulas e gostaria de ser acompanhada por uma. Ele me respondeu que não era contra, mas também não incentivava. Por isso, duvido que fosse um médico humanizado.

Quatro dias depois da consulta, acordei sangrando. Muito. Liguei para o seu consultório às 11 da manhã. Ele não me respondeu até a uma da tarde. Então, por conta própria, resolvi ir para o hospital, onde um ultrassom revelou descolamento de placenta. O plantonista prescreveu alguns remédios, mandou ficar de repouso e me deixou com muito medo. O médico só me ligou por volta das sete da noite, uma demora que me decepcionou.

No dia seguinte acordei sangrando de novo, em maior quantidade. Entrei em pânico. Liguei para ele, e nada. Fiquei três dias tentando contato, sem conseguir. Então desisti. Assim, fui mudando de médico: passei por três ou quatro. Foram 35 dias sangrando sem cessar. Cada vez que ia fazer um ultrassom, meu coração parava. A essa altura, a gravidez já era muito desejada e eu temia não ter mais nada dentro de mim, que meu filho não estivesse mais ali.

Altas doses de informação

Nessa época, sumiram todos os sintomas de gravidez. Meus seios, que estavam doloridos, voltaram ao normal. Achei que o bebê não iria vingar. Por conta do sangramento, tive de passar um mês de repouso na cama. Parei de trabalhar, parei tudo.

23:07 • **Nove centímetros**

A parteira me pediu que fosse para a cama, pois queria fazer um exame de toque. Quando me deitei, a bolsa rompeu. Que delícia sentir aquele líquido quentinho... Eu achava que estava com sete centímetros, no máximo oito. Quando ela disse nove, não acreditei. Estava quase no final! Então comecei a sentir muita dor e pensei: "Acabou a graça, não quero mais brincar".

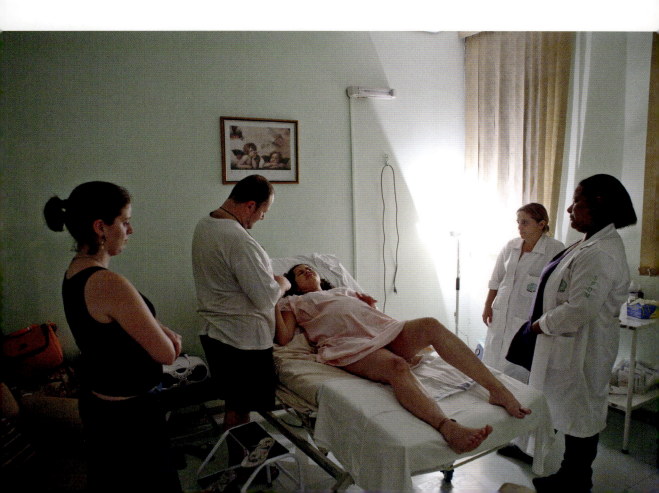

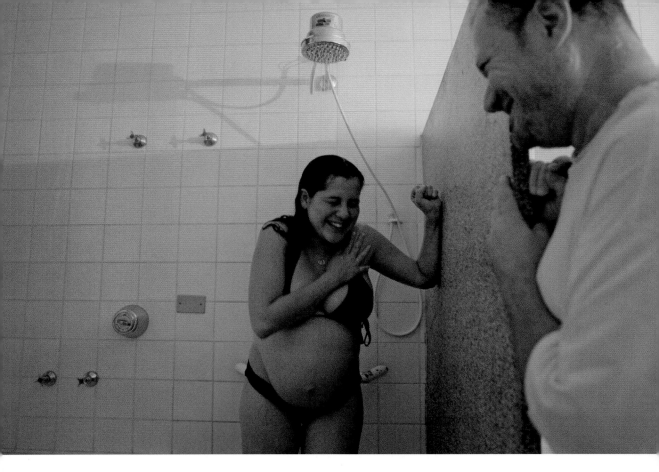

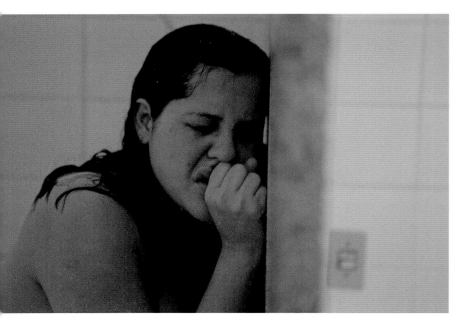

23:15 • O riso e a dor

Voltei para a água por um tempo, mas já não me sentia confortável como antes. Sentar na bola, por exemplo, doía horrores. Até então eu ainda conseguia rir e conversar, mas, desse ponto em diante, comecei a me irritar e a querer ficar sozinha. O Neo às vezes entrava e falava um pouquinho comigo. Logo eu o mandava para fora.

Com tempo de sobra, comecei a pesquisar na internet. Lia tudo sobre gravidez e parto. Queria entender o que estava acontecendo comigo. O interessante é que primeiro descobri as doulas e só depois me interessei pelo parto humanizado. Como minha mãe mora longe e sou sozinha em São Paulo, achei que precisaria de alguém para estar comigo e me apoiar na hora do parto, uma espécie de mãe substituta.

Foi nessa época que comecei a perder a fé nos médicos e a ficar com medo de hospital. Nas consultas e exames, não gostava da forma como me tocavam, dos procedimentos que faziam, de ter de andar para cima e para baixo de cadeira de rodas. Uma pergunta começou a surgir na minha cabeça: será que existe outro jeito de ter filho?

Soube da casa de parto por meio de um relato que achei na internet. Até então eu nem imaginava que ainda existiam parteiras, achava que isso era coisa do tempo da minha avó, que teve os treze filhos em casa. Gostei do jeito como essa mãe falava da casa de parto. Adorei a ideia de ter o bebê num lugar assim.

Resolvi então pesquisar mais sobre a tal Casa do Parto de Sapopemba. Como não achei um site oficial e eram raras as referências na internet, desanimei. "Não é possível, esse lugar não existe!" Por fim, encontrei alguns números de telefone, mas estavam todos errados. Disposta a achar esse lugar, entrei numa lista de discussão de gravidez e parto e perguntei logo de cara: "Essa casa de parto existe mesmo?". A resposta veio rápido, já com os telefones corretos. Liguei, pedi informações e gostei do que ouvi. Disse para o Neo que queria ir conhecer.

Quando falei em Sapopemba, ele olhou bem para a minha cara e perguntou: "Você sabe onde fica isso?". Respondi: "Não tenho a menor ideia". E ele: "É muito longe. Eu nem sei se é no meio de favela". Insisti: "Ok, mas eu quero ir mesmo assim".

O maior medo dele era, na hora do parto, pegar trânsito e não chegar a tempo, pois moramos no centro da cidade e Sapopemba fica na zona leste, a uns 17 quilômetros de distância. Pai de dois filhos adultos, Neo não fazia ideia do que era um parto normal, já que ambos haviam nascido de cesárea. Para ele, a mudança repentina nos planos para o parto foi um pouco assustadora.

A casa de parto

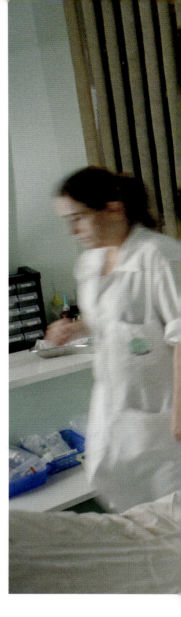

Eu já estava com cinco para seis meses de gestação quando fizemos nossa primeira visita. Não tinha como não gostar de um lugar tão alto astral... Depois disso, voltei lá várias vezes, em dias e horários diferentes, para conhecer todas as obstetrizes que se revezam em plantões.

Um dia convidei para ir comigo a nora do Neo, que também estava grávida. Ela gostou muito da forma como foi recebida. Então passamos a ir juntas. Ela acabaria tendo lá o seu filho, primeiro neto do Neo, dias antes do nascimento do Pedro. Como eu, ela também escapou de uma cesárea mal indicada, uma conquista da qual também me orgulho.

Depois de algumas visitas eu já estava bastante entrosada com a equipe. Tomei o cuidado de ir lá também num domingo, para ver como era o atendimento no fim de semana. Foram tantas as vezes que dirigi até lá, que não só aprendi o caminho como me acostumei com a distância.

A essa altura, eu já tinha abandonado totalmente aquilo que queria no início: médico, hospital, boa hotelaria, visitas. É que, aos poucos, conforme me informava, percebi uma coisa: de todas as mulheres que conhecia, nenhuma sentia prazer ao falar do parto. Todas o relacionavam com trauma, com lembranças ruins. O foco era na dor e no sofrimento. Ouvindo o que elas contavam, não dava mesmo vontade de enfrentar aquilo.

Por outro lado, eu entrava na internet e lia belos relatos de parto. As mulheres falavam que doía, sim, mas que não precisava ser sofrido. E comecei a desejar isso para mim. Minha cabeça foi mudando. De repente não me atraía mais a ideia de comprar uma linda camisola para receber as visitas no hospital. Perdeu o sentido. Tudo que eu queria era ter o meu momento, estar apenas com as pessoas que eu escolhesse, não ter pressa, ser respeitada.

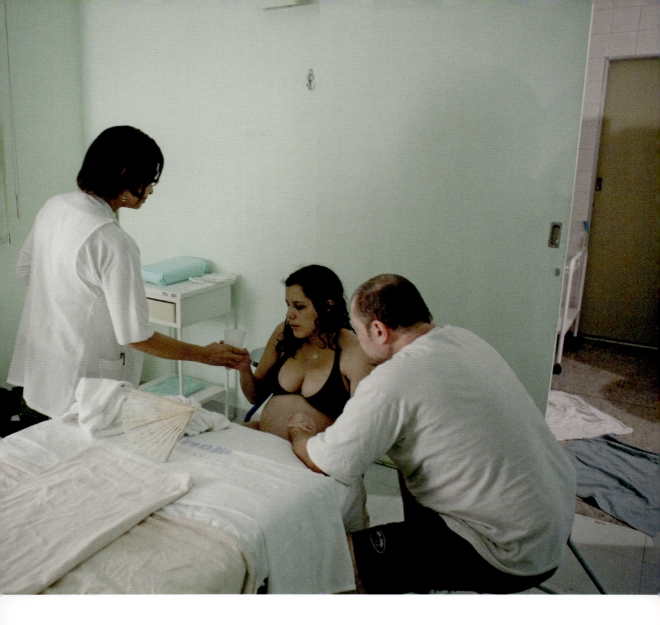

00:01 • Na "partolândia"

Voltei para o quarto. Alguém da equipe sempre aparecia para me oferecer água, suco ou chá. Nesse estágio, parecia que eu tinha ido para outra dimensão. Estava alheia a tudo que acontecia à minha volta. Depois, a minha parteira me explicou que esse lugar era a tal "partolândia" mencionada nos relatos de parto. Ok, então eu também estive lá...

Estava muito inclinada a ter meu filho na casa de parto, mas ainda tinha dúvida se não seria melhor me decidir pelo médico de confiança no Paraná. Cheguei também a pensar num parto domiciliar. Conclusão: com oito meses, estava tudo indefinido. Então aconteceu a história do médico querer me internar para a cesárea com 35 semanas e excluí essa possibilidade, fiquei com as outras duas. Aos poucos percebi que não me sentia segura para um parto domiciliar. Meu marido também não. Ele até toparia se eu quisesse, mas não estava pronto. Já era muito para ele ter uma mulher querendo um parto natural...

Com 37 semanas, fiz minha admissão na casa de parto. O único problema era que eu ainda não realizara os exames do terceiro trimestre, obrigatórios para quem pretende ter o bebê lá. E, depois do episódio do Paraná, não queria nem pisar num consultório médico de novo. Quando a enfermeira me pediu os exames, pensei: "E agora, para onde eu vou?". Decidi fazer o resto do pré-natal com uma parteira (no caso, uma profissional formada em obstetrícia). Mudou tudo. "Por que não procurei essa alternativa desde o início?", me perguntava. É outro tipo de consulta, outra forma de tratamento, outra conversa. Ela me deu todas as explicações que eu queria e pediu todos os exames de que precisava para ser aceita na casa de parto.

Agora sim

Tinha medo, mas não sabia exatamente do quê. Tinha dúvidas se aguentaria, se a dor seria suportável, se iria surtar na hora. No final da gravidez, ao mesmo tempo que continuava lendo e pesquisando na internet, tentava não pensar muito no que estava para acontecer.

Eu me sentia mais pesada, lenta e sem pique. Quase uma semana antes do parto, na última consulta com minha parteira, ela fez um exame de toque porque eu disse que já estava perdendo o tampão e que tinha um pouco de dor nas costas. Ela confirmou

---

00:09 • Mãos dadas

Eu me lembro pouco dessa parte. O que sei foi o Neo que me contou. Eu não achava que tivesse gritado. Mas ele falou que eu gritei bastante. Não consigo acreditar que tenha feito isso. Lembro apenas de estar sentada, mal-humorada e com muita dor nas costas enquanto a parteira escutava o coraçãozinho do bebê e o Neo segurava a minha mão.

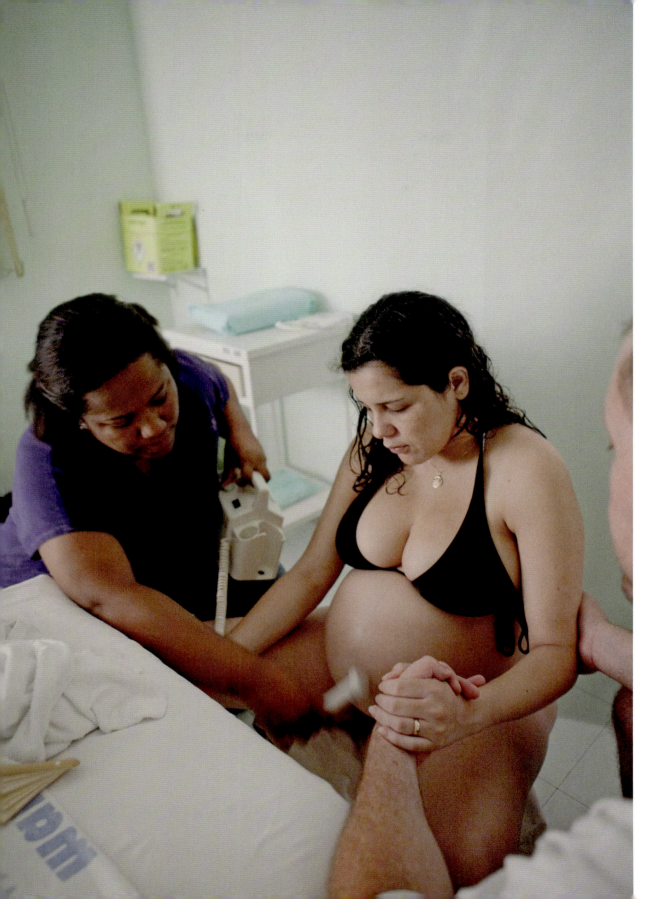

que eu já estava com quatro centímetros de dilatação. Ao colocar a mão na minha barriga para medir a altura uterina, sentiu uma contração e me falou. Eu nem sabia o que era isso até então. Saí de lá toda feliz. Nos dias seguintes procurei andar bastante. Pensava: "Preciso caminhar. Isso vai facilitar o parto".

Um mês depois daquela consulta com o médico do Paraná, chegou a Páscoa, trazendo com ela nosso primeiro filho, como apostava Neo desde o início da gestação; e ao contrário do que previra minha mãe, que tinha vindo ficar comigo em São Paulo e resolvera voltar para casa, por acreditar que Pedro não nasceria naquele fim semana.

No sábado tive minha consulta de quarenta semanas na casa de parto. Como já estava com quatro centímetros de dilatação, a obstetriz de plantão fez um descolamento de membranas (menos invasivo que a indução com medicamentos, é um procedimento realizado no colo do útero como primeira tentativa de estimular o trabalho de parto). Estava tudo perfeito: dilatação, colo favorável, bebê bem baixo.

Depois do procedimento, tudo mudou: eu havia chegado muito bem e saí de lá cansada, com sono, começando a sentir dor na região lombar. Em casa, dormi muito. Parecia que estava adivinhando o que ia acontecer. Na madrugada senti certo desconforto.

Quando acordei na manhã seguinte, o Neo queria que eu fosse para a casa de parto. Eu falava: "Não, não é nada. É que peguei peso, limpei a casa". Não imaginava que já estivesse em trabalho de parto, apenas sentia que começava a caminhar para isso. Se me falassem que meu filho nasceria naquele dia, eu diria que não, que ainda demoraria uns três ou quatro dias.

Lá pelas quatro horas da tarde, comecei a ficar preocupada porque a dor não passava. Ia e voltava, mas estava tão amena que eu achava que ainda não era hora. Liguei para lá, só para sossegar o Neo. A enfermeira me disse que poderia ser o início do trabalho de parto, mas que eu saberia assim que viessem as primeiras contrações de verdade. Então resolvi esperar mais um pouco. Às oito da noite o Neo não aguentou mais e quis me levar para ser exami-

00:10 • Palavras firmes

Falei para a parteira que estava com muito medo e ela respondeu algo como: "Você tem que deixar seu filho nascer. Ele está fazendo a parte dele e você não está fazendo a sua. Não pode ter medo agora, tem que ser forte". Na hora, fiquei com raiva dela. Depois que o Pedro nasceu, entendi que eu precisava mesmo de alguém que me chamasse à responsabilidade.

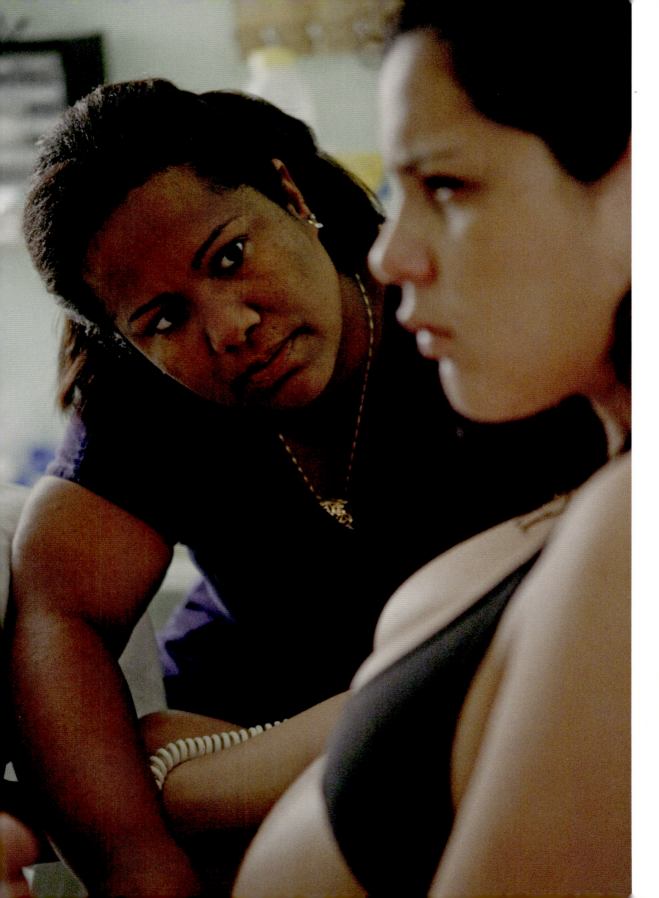

nada. Ele achava que aquilo já era trabalho de parto, eu achava que não. Por fim, concordei. Só para ele dormir tranquilo.

Cheguei, e as pessoas com quem tinha mais afinidade não estavam. Eu nem conhecia a parteira de plantão. Pensei: "Poxa, não foi assim que planejei". Ela fez o exame de toque e eu estava com seis centímetros. Fiquei chocada. "Você quer me dizer que estou entrando em trabalho de parto?", perguntei. "Não, quero dizer que seu filho nasce ainda hoje", ela respondeu. Dessa vez era para valer, mas eu não conseguia acreditar que a hora havia chegado.

Quiseram me internar logo em seguida. Eu disse que estava com fome. Ofereceram comida, mas eu preferia jantar fora, com meu marido e minha enteada, que nos acompanhava. Dei entrada, puseram minhas coisas no quarto, e tudo continuava parecendo meio irreal. Eu achava que a enfermeira tinha se enganado, que eu ainda não estava em trabalho de parto.

Fomos comer numa padaria ali perto. Pedi um beirute e um churrasco com vinagrete. Tomei uma Coca-Cola e comi uma barra de chocolate. Já eram nove da noite. Logo que acabei de comer, perdi o humor. O barulho do ambiente começou a me incomodar, o som alto e a voz das pessoas ao redor me irritavam. Ficar sentada era extremamente desconfortável, melhor seria andar. Por mim, teria voltado a pé.

Chegando lá, me perguntaram se eu estava bem. Disse que estava ótima. A enfermeira me sugeriu ir para o chuveiro, porque eu logo começaria a sentir um pouco mais de dor. Sozinha no banheiro, o Neo conta que cheguei a cantar. Eu mesma não me lembro.

Num novo exame de toque, quando a enfermeira falou que eu estava com nove centímetros, olhei para ela e disse: "Não acredito!". Faltava pouco. Comecei então a sentir muita dor. E aconteceu a única coisa ruim do meu parto, da qual me arrependo muito. Quer dizer, não é bem arrependimento, é mais tristeza: eu me descontrolei. Na hora em que fiquei com medo do que estava para acontecer, senti muita dor. Virou um círculo vicioso: eu sentia medo, aí sentia mais dor; conforme sentia mais dor, sentia mais medo. Isso travou o processo.

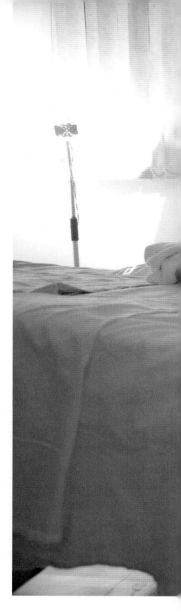

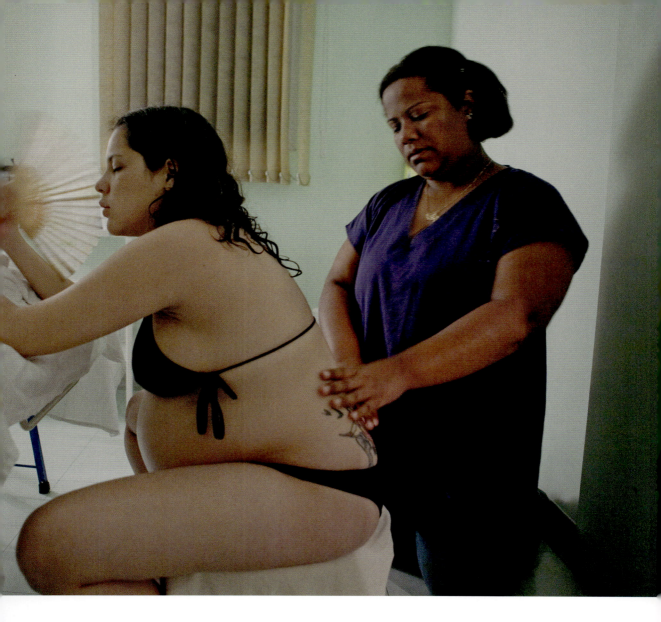

00:13 • Ondas de calor

A parteira se ofereceu para me fazer uma massagem. Passou alguma coisa na minha pele, que foi aquecendo, aquecendo. Tão bom... Eu pedia para ela: "Mais forte!". E ela apertava. "Mais forte!" E ela apertava ainda mais. Sentada na banqueta, com o corpo apoiado na cama, eu tentava aplacar o calor me abanando com um leque.

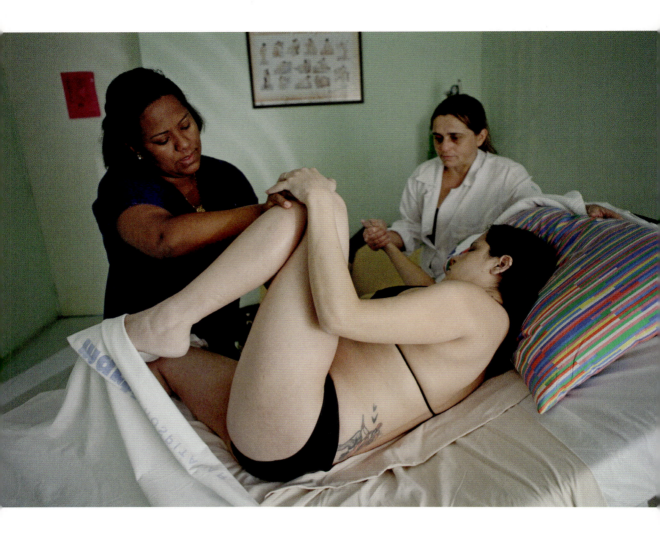

00:19 • Enfim, a cama

Preferia ter continuado sentada, mas não estava mais aguentando as minhas pernas. Precisava deitar, precisava dormir. Sentia muito sono. Então fui para a cama e tentei achar uma posição confortável. A parteira queria que eu fizesse força, mas eu não sentia vontade. "Pelo menos tente", ela me pediu. Com a mão na minha barriga, dizia que o Pedro estava descendo.

Se pudesse voltar atrás e mudar alguma coisa, seria isso. Eu pensava: "Que loucura, onde já se viu ter de passar por uma coisa dessas sem anestesia?". O Neo conta que perguntei como ele me deixara fazer uma loucura daquelas. Eu dizia que era por culpa dele que sofria daquele jeito. E que tinha raiva dele, porque ele não estava sentindo nada...

A parteira nos deixou sozinhos e descarreguei minha raiva nele. Neo então me falou que eu não precisava ter medo, que eu estava preparada para aquilo, que tudo estava acontecendo como tinha de acontecer, que fora uma escolha minha. E que não acontecia nada de anormal, estava tudo certinho. E também disse a única coisa que me fez rir nisso tudo, que foi: "Você está na boca do gol, é só chutar". Até nessa hora ele precisava falar de futebol...

Ele então chamou a parteira. Acho que eu precisava mesmo de alguém firme como ela naquela hora. Fiz tudo o que ela me falava para fazer. Para mim, pareceu uma eternidade, mas o Neo conta que foi muito rápido. De repente, a parteira me pediu: "Me dá sua mão". Ela a pegou e colocou sobre a cabecinha dele, que já estava coroando. "Ele já está aqui embaixo!", pensei. Quando ela me mostrou que faltava pouco para nascer, me veio uma força não sei de onde. Eu não senti quando ele saiu. De repente, estava nas mãos da parteira.

Quando ele nasceu, além da alegria de recebê-lo em minha vida, tinha a alegria pela sensação do dever cumprido. Dar esse nascimento a ele era primeiro um projeto, depois um sonho e, por último, uma meta. "Eu consegui!", comemorava.

Depois do parto, me levantei e tomei banho sozinha. Dá uma energia nessa hora... E também muita fome. Acabei de comer, eles o trouxeram para mamar. Nesse momento esqueci o parto e comecei a me preocupar com a amamentação. Eu me toquei que teria de amamentar e não sabia como fazer isso. "Será que é só colocar no peito e a coisa vai acontecer naturalmente?", me perguntava. Fiquei preocupada. A parteira o colocou no meu peito e ele começou a mamar. Mamou uma hora seguida. Eu morrendo de sono, de cansaço, fiquei só olhando para ele. Curtindo meu filho recém-nascido. Estou até hoje olhando para ele...

Se tivesse que fazer um balanço dessa experiência, não tiraria nada do lugar: foi tudo muito perfeito, muito certinho. Pedro nasceu com exatas quarenta semanas. Hoje percebo que fui privilegiada de chegar a quase metade da dilatação total sem sentir absolutamente nada. Tive um trabalho de parto rápido, um parto tranquilo. Foi intenso, talvez por ter sido muito rápido.

No curso de gestantes eu havia assistido ao filme *Parto orgásmico*. E pensei que seria uma delícia dar à luz com um orgasmo. Não tive, infelizmente. Quem sabe no próximo? Mas foi bastante prazeroso. Não ficou nada de ruim. Não tenho lembrança de sofrimento, apesar de ter sentido dor e um pouco de medo. No final, tive que matar um monte de fantasmas meus para conseguir dar esse passo. Veio aquela insegurança: será que vou ser uma boa mãe? E isso contribuiu para eu ter perdido um pouco o equilíbrio. Mas, no geral, o parto foi perfeito. A gravidez foi perfeita. Pedro é perfeito.

Depois desse parto, normal e sem anestesia, muita gente me chamou de louca: "Onde já se viu querer sentir dor para ter um filho? Hoje em dia não precisa de nada disso...". Mas não me arrependo de nada. Ao contrário, me sinto muito bem por ter conseguido. Por enquanto não quero ter outros filhos, mas, se tiver dez, todos vão nascer do mesmo jeito.

Tudo mudou. Da Eva de antes do Pedro nascer, não sobrou muito. Hoje, eu sou muito mais briguenta, mais poderosa. Olho para ele e penso: "Filho, eu lutei por você". Isso me fortaleceu muito, não tenho medo de nada mais. Não tem nada que eu não possa superar.

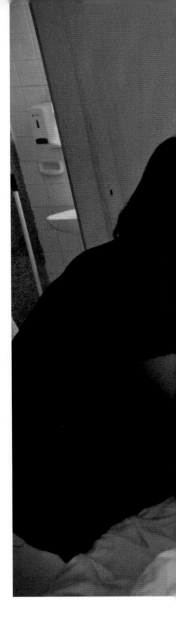

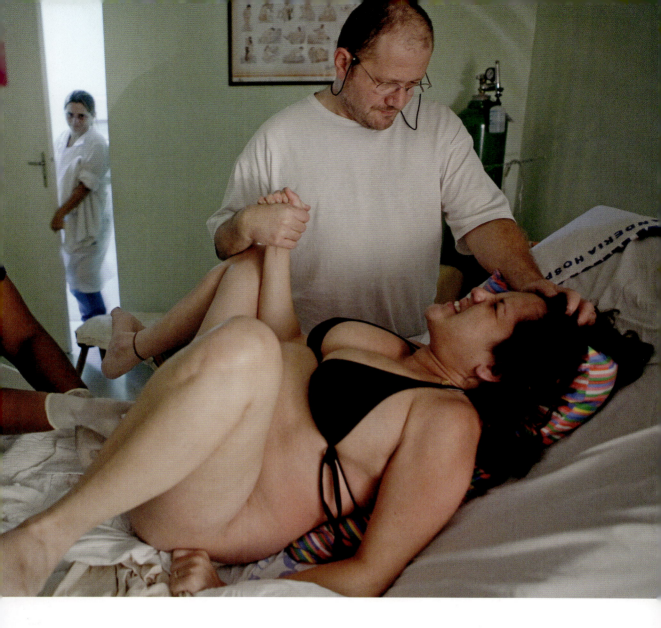

01:34 • Força e raiva

A parteira pegou a minha mão e me fez sentir a cabecinha do meu filho. "Então está acabando. Ele já está aqui embaixo...", pensei. Eu achava que ainda ia demorar. Quando percebi que faltava pouco para ele nascer, tirei uma força não sei de onde. Eu sentia raiva daquela dor. E, quanto mais raiva sentia, com mais vontade de fazer força ficava.

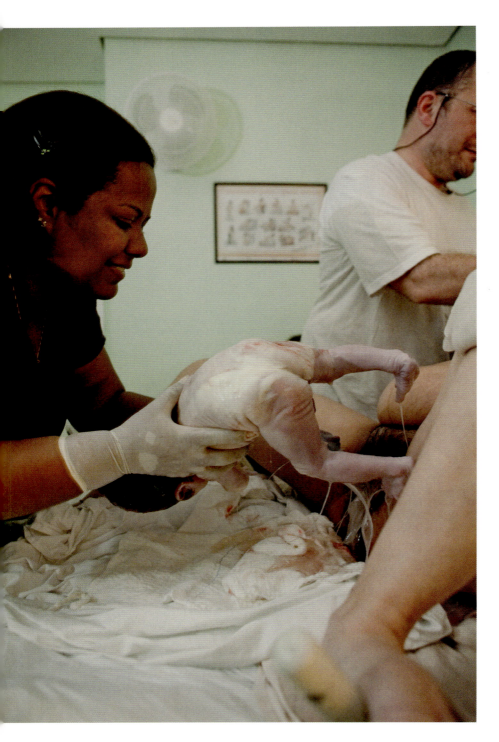

01:46 • Pedro nasceu

Não senti meu filho saindo. De repente ele estava lá, nas mãos da parteira. E eu não queria olhar para ele! O Neo contou que pedi para o tirarem de perto de mim. Lembro de querer me concentrar na dor, naquela ardência toda. Eu já chorei tanto lembrando disso... É tão forte a sensação de colocar um filho no mundo, que só quem já passou por isso consegue entender.

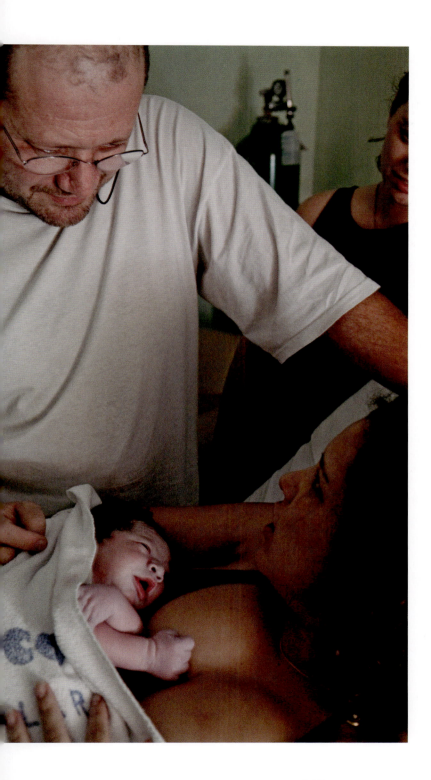

01:52 • O pai

Se o Neo não tivesse ficado do meu lado um mês antes, quando o médico quis me internar dizendo que a vida do nosso filho estava em risco, eu não teria resistido. Sem o apoio dele, o que poderia ter feito? Enfrentar todo mundo, pegar um ônibus e voltar para casa sozinha? Que bom que ele se dispôs a aprender tanto quanto eu ao longo da gravidez; caso contrário, ele poderia ter acreditado no médico. E não teríamos vivido tudo isso juntos.

O que são as casas de parto?

Os Centros de Parto Normal, como são oficialmente chamados, foram criados por uma portaria do Ministério da Saúde, em agosto de 1999, como parte de uma estratégia de humanização da assistência no Sistema Único de Saúde (SUS). Na época, a meta era instalar quarenta unidades em todo o Brasil até o ano seguinte, o que não se concretizou. Baseadas num modelo de atendimento defendido por especialistas de vários países como uma alternativa eficaz de assistência às gestantes de baixo risco, as casas de parto ainda são vistas com desconfiança por grande parte dos profissionais da saúde no Brasil. Contribui para isso a ferrenha oposição ao modelo exercida pela classe médica. Atualmente existem menos de dez unidades em funcionamento no país. São Paulo, Rio de Janeiro e Belo Horizonte, assim como o Distrito Federal, estão entre as capitais que contam com casas de parto.

Como é o atendimento nesses locais?

A proposta das casas de parto é unir o aconchego e a privacidade do ambiente doméstico aos recursos necessários para o atendimento às gestantes de baixo risco. O parto é visto como um processo natural, parte da vida da mulher. E que, por isso mesmo, na maioria dos casos dispensa todo o aparato tecnológico disponível nos hospitais. Nas casas de parto o atendimento não é realizado por médicos e sim por parteiras – enfermeiras obstetras ou obstetrizes. Não há anestesia, mas são oferecidos vários recursos para o alívio da dor, como banheira, bola para exercícios, massagens e a possibilidade de caminhar e escolher a melhor posição para dar à luz. O cuidado é centrado nas necessidades e na segurança da parturiente e do bebê, num clima de acolhimento e respeito. A integração da família em torno do nascimento, o vínculo afetivo da mãe e do pai com o bebê e o aleitamento materno são incentivados. Durante o pré-natal é feita uma triagem e só são admitidas para o parto as gestantes de baixo risco. Em caso de complicação no parto, a paciente é encaminhada de ambulância – disponível 24 horas, com motorista, na porta da unidade – para o hospital mais próximo.

Por que é tão difícil encontrar informações?

As casas de parto sofrem forte oposição dos conselhos de medicina, contrários ao parto fora do ambiente hospitalar. Por isso são vistas com reservas também por muitos gestores públicos, que não investem na abertura de novas unidades, nem na divulgação dos serviços existentes. As poucas em funcionamento hoje no Brasil vivem sob constante ameaça de fechamento. Nesse cenário, as informações disponíveis para as usuárias costumam ser extraoficiais, dispersas e desatualizadas, o que torna esses estabelecimentos praticamente invisíveis ao público em geral. Por isso, a melhor maneira de obter informações é visitar o local, o que pode ser feito em qualquer etapa da gestação. Em geral, a gestante é recebida por uma obstetriz que mostra as instalações, explica o funcionamento da casa e esclarece as principais dúvidas. Vale também procurar na internet por relatos de parto em casa de parto.

EPÍLOGO

Este livro foi escrito entre dois partos. O primeiro, quando nasceu Arthur, motivou o início do trabalho. O segundo, trazendo Pedro, assinalou a sua conclusão. Para o ciclo ficar completo, assim como comecei o livro com o nascimento de um, encerro com a chegada do outro.

Há três anos, Arthur nascia na maternidade. Naquela época, qualquer outro cenário teria sido impensável. Lugar de nascer é no hospital, qualquer coisa diferente disso é loucura, acreditávamos. O ineditismo da experiência, o enredo que mais parecia de filme, com direito a uma grande reviravolta – a mudança de médico com 36 semanas – e a um final feliz – o parto natural na água –, fizeram daquela uma vivência incrível.

Há alguns meses, Pedro nascia na sala de nosso apartamento. Em três anos de convivência com o tema deste livro, havíamos mudado de opinião. Passamos a acreditar que casa também é lugar de nascer, tão seguro quanto o hospital em casos de baixo risco. A gravidez tranquila, sem reviravoltas e o final feliz – o parto natural na água, que teve como bônus a encantadora participação de nosso filho mais velho, feliz e tranquilo com a chegada do irmão –, fizeram desta uma vivência igualmente incrível. Porém bem diferente.

Longe da grandiosidade da estrutura hospitalar, que cria uma cortina de fumaça que muitas vezes nos impede de ver com clareza o que é de fato essencial num parto, o nascimento de Pedro foi especial justamente por sua simplicidade. Por me proporcionar um sentimento de continuidade em vez de ruptura. A sensação de voltar para casa depois de uma viagem maravilhosa.

O nascimento de Pedro

O cheiro de café vindo da cozinha é uma das lembranças mais nítidas que tenho do meu segundo parto. Essa memória olfativa, que remete não a um café qualquer, mas ao nosso, preparado todas as manhãs numa pequena e um tanto gasta cafeteira italiana, daquelas que se esquentam diretamente no fogão, é um símbolo do que foi para mim o nascimento do Pedro: um ritual íntimo, parte do cotidiano familiar.

Ele chegou sem avisar, pegando a todos – e especialmente a mim – de surpresa. Eu estava com 37 semanas e 4 dias de gestação.

Durante o dia, havia cuidado da casa, preparado o almoço, levado o Arthur para a escola, tomado um café com uma amiga, feito compras no mercadinho, trabalhado no computador, buscado o Arthur na escola e, à noite, preparado uma lasanha de berinjela tão gostosa quanto trabalhosa, seguindo uma receita encontrada na internet e até então inédita aqui em casa.

Embora fosse um pouco tarde, quase dez da noite, Arthur jantou conosco. Quando terminamos de comer, senti uma dorzinha na barriga. Comentei com o Marcelo: "Acho que exagerei na lasanha". Em seguida, suspeitei: "Será que já é o trabalho de parto?". Ele tinha certeza que não. "Imagina, Lu, entrar em trabalho de parto assim, de uma hora para a outra..." Eu achava que era sim, ainda mais porque depois daquela primeira dorzinha seguiram-se outras, em intervalos mais ou menos regulares.

Por via das dúvidas, resolvi avisar a doula. Liguei para ela e disse que achava que era o trabalho de parto, mas que também poderia ser alarme falso, consequência do cansaço de um dia muito intenso. Somado ao exagero da lasanha. Ela, que junto com a médica acompanhava um parto no hospital, recomendou um banho longo e um pouco de repouso para ver se as contrações passavam. Enquanto fiquei no chuveiro, o Marcelo colocou o Arthur para dormir e foi até o escritório buscar sua câmera "oficial", para não ter de apelar para a reserva, como acontecera três anos antes, no meu primeiro parto.

O banho foi realmente demorado. Quando saí do chuveiro, ele já tinha voltado, e estava arrumando a casa. Deitei um pouco, apenas para confirmar o que a essa altura eu já tinha certeza: nosso filho ou filha (de novo não quisemos saber o sexo) nasceria naquela madrugada.

Lamentei com o Marcelo que nossa casa ainda não estava preparada para o parto, que não tínhamos comprado tudo, que faltavam alguns detalhes... Ele então me disse uma coisa linda: "Lu, nós já estamos vivendo esse parto há mais de um mês. A casa está linda, cheia de flores, temos muita fruta na geladeira... Do que mais a gente precisa?". De fato, nossa casa estava com um clima gostoso, de paz, naqueles dias. A varanda estava repleta de plantas que pai e filho vinham cuidando juntos diariamente. Marcelo também tinha espalhado abajures pela sala, para termos uma luz mais agradável na hora do parto. Como não temos banheira, o plano era afastar os móveis e colocar uma piscina infantil, dessas infláveis, no meio da sala.

Liguei novamente para a doula e disse que as contrações continuavam, um pouco mais doloridas. Ela falou que o parto que acompanhava já estava no expulsivo e que em seguida viria para a nossa casa. Ao fundo, eu ouvia os sons da mulher dando à luz e pensava que logo seria a minha vez.

Nesse meio-tempo a dor foi gradualmente aumentando, mas se manteve dentro de um limiar bastante suportável. Quando vinham as contrações, eu apoiava os braços sobre a bancada do banheiro e esperava passar. No intervalo entre elas, corria para ajudar o Marcelo a arrumar a casa: forramos o colchão e trocamos os lençóis da nossa cama e colocamos toalhas limpas no banheiro. Das caixinhas de som do computador, na sala, vinha o som das canções de Jeff Buckley. Para mim, Hallelujah ficou sendo "a" música do nascimento do Pedro.

A doula foi a primeira a chegar. Seu sorriso na porta de casa me trouxe uma lembrança boa: três anos antes, ela me recebera com o mesmo semblante iluminado no saguão do hospital, espantando todos os meus medos.

As contrações, agora doloridas, ficavam mais tranquilas graças às massagens que ela me fazia na parte baixa das costas, mais perto do quadril, bem lá onde mais dói durante a dilatação. O contato físico com o Marcelo, que eu havia rejeitado no primeiro parto, dessa vez se tornara indispensável: chamava por ele e me pendurava em seu pescoço a cada contração.

Pouco depois da doula, chegou a pediatra. Logo depois da pediatra, a obstetra. Imagino o espanto do porteiro, ao ver essas três mulheres, uma após outra, chegando àquela hora de mala na mão. Deve ter imaginado tudo, menos que alguém ia dar à luz no sétimo andar.

Eu achava que o parto seria rápido e que não compensaria montar a banheira. As contrações estavam doloridas, mas suportáveis. E, afinal, eu já conhecia o caminho das pedras. Então imaginei que não precisaria de água dessa vez. Não sei se cheguei a falar isso para alguém, mas, quando dei por mim, a piscina já estava no meio da sala, cheia de água morna.

Como a banheira já estava lá, prontinha para mim, entrei. E imediatamente me lembrei por que Arthur nasceu na água. Como é bom ter uma banheira disponível no trabalho de parto... Digno de nota foi o nosso velho Lorenzetti, que, ao contrário das minhas previsões pessimistas, não apenas deu conta do recado como aguentou firme junto comigo até o final, abastecendo a banheira de água quentinha durante horas.

Parecia uma festa. Com exceção, é claro, da inusitada piscina na sala de estar. Maria Bethânia e Milton Nascimento rolavam na vitrola. A médica e a doula se esparramavam no sofá. Marcelo fazia as vezes de anfitrião. Conversávamos numa boa.

Com a mangueirinha do chuveiro na mão (havíamos comprado um rolo de cinquenta metros para levar água quente do banheiro até a sala), eu direcionava o jato mais quentinho para a barriga e as costas quando vinha a dor.

Foi assim, conversando na sala, depois do tal café preparado para a equipe e do qual eu apenas senti o cheiro, que Arthur, até então dormindo no quarto, nos encontrou por volta das quatro da manhã.

Chegou esfregando os olhinhos, curioso com aquela novidade. Como se fosse a coisa mais normal do mundo, disse a ele o óbvio: que a mamãe estava na piscina, olha só que legal! O modelo infantil, decorado com peixinhos e outros seres marinhos, dava o toque lúdico. Não lembro se alguém chegou a explicar, mas ele logo entendeu que aquela movimentação toda tinha a ver com o fato de que finalmente seu irmãozinho (ele sempre dizia que seria um menino) iria nascer. Arthur ficou à vontade no sofá com a obstetra, que conhecia bem por ter me acompanhado às últimas consultas do pré-natal.

Sem ter sentido nenhuma contração insuportável na fase de dilatação, entrei no período expulsivo. Aí sim, me lembrei de que parto dói. Como dói. Soltei meu primeiro grito. Logo que recuperei a razão, meus olhos se encontraram com os de meu filho. Achei que lhe devia uma explicação sobre o que era "aquilo". E rápido, antes que ele se desesperasse. Lembrei da professora dele dizendo que para crianças dessa idade as explicações precisam ser breves, sem muitos detalhes. "Filho, para o irmãozinho sair da barriga, a mamãe vai ter que dar uns gritos de leão", eu disse, aproveitando a paixão de nosso menino pelos bichos. Funcionou. Daí para a frente, eu gritava e ele ria. Achou a brincadeira divertida.

Sem conseguir encontrar posição dentro da banheira, aceitei a banqueta de parto que a médica ofereceu. Marcelo estava fora da banheira, me dando as mãos, e Arthur, ao lado do pai. Tudo perfeito. E eu sabia que o instante do nascimento se aproximava. Veio então um medo grande, uma vontade louca de desistir. Se pudesse, parava o filme nesse ponto. Congelava aquela cena tão linda e empurrava o bebê de volta para dentro.

Falei que estava com medo. A doula me pediu para relaxar. Em vez disso, eu contraía tudo, como se quisesse segurar meu filho mais tempo dentro de mim. Esse impasse durou alguns instantes. Logo me convenci de que o melhor a fazer era uma grande força. Empurrá-lo de uma vez para fora e acabar logo com aquilo. Esqueci dos vizinhos e dei vazão a uma imensa vontade de gritar. Fiz força algumas vezes, senti tudo arder e vi Pedro escorregar para as mãos da médica, que o entregou para mim.

Peguei meu filho nos braços e o aconcheguei junto ao corpo. A pediatra se aproximou e o cobriu com uma fraldinha de pano. Alguém falou qualquer coisa sobre ver o sexo. Só então eu me lembrei de levantar o paninho e conferir. "É um menino! Você acertou, filho! É um menino, é um menino!", eu repetia. Depois levantei a fraldinha outra vez para ter certeza.

Da banheira, fui direto para o sofá. A pediatra o examinou sem tirá-lo de mim. Depois de alguns minutos, o pai e o irmão cortaram o cordão umbilical. A pediatra o ajeitou sobre a minha barriga, com a boquinha próxima ao peito, e ele se encarregou de começar a mamar.

A placenta demorou para sair. E doeu um pouco. Foi a única coisa chata do parto. O dia já estava quase amanhecendo quando a equipe se despediu e ficamos a sós em casa.

Deitamos os quatro para descansar. Quando acordei, Marcelo me trouxe o café da manhã na cama. Comi com os dois filhos ao meu lado. Foi o pão com requeijão mais gostoso da minha vida. Ah, sim, dessa vez não apenas senti o cheiro, como tomei o café. Delícia.

Pedro chegou para mostrar que os grandes momentos da vida costumam ser os mais simples.

PARA SABER MAIS

O médico e cientista americano Marsden Wagner costuma sugerir um teste simples, que ele batizou de "teste da confiança", para saber se vale a pena ler determinado livro ou reportagem sobre parto. Se o livro diz: "pergunte ao seu médico", "confie no seu médico" ou "ouça o seu médico", falhou no teste de confiança e pode voltar para a prateleira. Se, ao contrário, diz: "confie em si mesma", "confie no seu corpo" ou "confie nas evidências científicas", então é provável que mereça ser lido. Infelizmente, livros do segundo tipo são raros no Brasil. Entre os poucos títulos editados em português, vários estão atualmente esgotados.

Veja a seguir uma lista de boas fontes de informação sobre parto. Todas passaram no teste de confiança sugerido por Wagner.

Livros

Quando o corpo consente
Marie Bertherat, Thérèse Bertherat e Paule Brung
Editora Martins Fontes
Este é o diário de gravidez da jornalista e escritora francesa Marie Bertherat. Com palavras simples, ela descreve os sentimentos e as mudanças que experimentou em seu corpo durante os nove meses. Ao longo dos capítulos, sua mãe, a terapeuta corporal Thérèse, propõe 14 movimentos que ajudam a preparar o corpo para o nascimento. A parteira Paule Brung contribui com sua experiência prática na arte de partejar, adquirida em quarenta anos de profissão. Se você está grávida e quer um parto humanizado, este livro pode ajudá-la a ter um corpo capaz de deixar seu filho nascer naturalmente, ou seja, um corpo que consente.

Parto normal ou cesárea? O que toda mulher deve saber (e todo homem também)
Simone Grilo Diniz e Ana Cristina Duarte
Editora Unesp

O que provoca menos dor? O que é mais seguro, para a mulher e o bebê? O que é melhor para minha vida sexual? O que deixa a mulher mais satisfeita? As dúvidas mais comuns sobre os prós e contras do parto normal e da cesárea são respondidas de forma simples e objetiva neste livro escrito por uma médica de saúde pública e uma educadora perinatal com grande experiência na coordenação de grupos de gestantes. Ao esclarecer importantes questões técnicas, este livro vai deixá-la mais segura para fazer suas escolhas para o parto.

Mulheres contam o parto
Adriana Tanese Nogueira e Ciça Lessa
Editora Itália Nova

O livro reúne depoimentos de mulheres sobre suas experiências com o parto. Escrito por uma psicoterapeuta e uma jornalista, mostra quão fundamental é a participação da mulher na condução do nascimento. Um livro para inspirar todas que desejam ser protagonistas do parto, ou seja, ter o papel mais relevante do acontecimento.

Nasce um bebê, naturalmente
Naolí Vinaver
Editora Mercuryo Jovem

Mãe de três filhos nascidos em casa, a parteira mexicana Naolí Vinaver escreveu e ilustrou a história de uma menina chamada Aleli. Simpática e curiosa, ela está esperando o nascimento de seu irmãozinho. Por seu olhar infantil, acompanhamos os momentos finais da gravidez de sua mãe e o nascimento do bebê em casa, com a ajuda de uma parteira. Um livro que vale a pena ler com o seu filho, se você pretende ter o próximo num parto domiciliar.

A maternidade e o encontro com a própria sombra
Laura Gutman
Editora Best Seller

"Muitos aspectos ocultos de nossa psique feminina são desvelados e ativados com a chegada dos filhos", escreve a autora, uma psicoterapeuta argentina que há anos dirige uma instituição de apoio à família em Buenos Aires. Esse encontro com a própria sombra proporcionado pela maternidade é, segundo ela, uma boa oportunidade de rever ideias preconcebidas sobre a maternidade e a criação dos filhos. Por isso, é uma sugestão de leitura que vai bem para o período pós-parto. O segundo capítulo, dedicado ao parto, merece ser lido durante a gravidez.

Documentários

The business of being born

www.thebusinessofbeingborn.com

O parto é um milagre, um ritual de passagem, um acontecimento natural que faz parte da vida. Mas também é um grande negócio. Este documentário americano, produzido pela atriz Ricki Lake e dirigido por Abby Epstein, desvenda os bastidores do modelo obstétrico em vigor hoje nos Estados Unidos, uma realidade em muitos aspectos semelhante à nossa. No site, é possível assistir ao *trailer* e alugar o filme por 24 horas, com legendas em espanhol. Ricki e Abby, ambas mães e ativistas do parto humanizado, preparam atualmente um novo documentário sobre o tema, previsto para ser lançado em 2011. Com o título *My best birth*, contará com o depoimento da modelo Gisele Bündchen sobre sua experiência de parto domiciliar com parteiras no nascimento de seu filho Benjamin.

Orgasmic birth

www.orgasmicbirth.com

Dirigido pela doula e educadora perinatal norte-americana Debra Pascali-Bonaro, o documentário captura momentos mágicos de mulheres em êxtase durante o trabalho de parto. Baseado em entrevistas com casais grávidos e depoimentos de mais de uma dúzia de experts em atenção ao nascimento, o filme defende que o parto é um momento único que pode e deve ser vivenciado com alegria, não um obstáculo a ser superado. Mostra também como a sociedade moderna, por conta da excessiva medicalização da assistência ao parto, nega às mulheres o direito a essa importante experiência de vida. No site, é possível assistir ao *trailer* e comprar o DVD, com legendas em português.

Nascendo no Brasil (*Born in Brazil*)

www.caramiamedia.com/film-video-work/born-in-brazil

O documentário, dirigido pela americana Cara Biasucci, acompanha cinco mulheres grávidas em Porto Alegre para revelar os principais motivos do abuso de cesáreas no

Brasil. O *trailer*, disponível no site, resume a história de uma delas, que queria o parto normal. Vale a pena assistir para saber o desfecho da história. É possível também comprar o DVD.

Sites

Parto com Prazer
www.partocomprazer.com.br
O site dos autores deste livro traz fotos e relatos de parto, perfis de profissionais, vídeos e as últimas notícias sobre o universo do parto e nascimento no Brasil e no exterior.

Parto do Princípio – Mulheres em Rede pela Maternidade Ativa
www.partodoprincipio.com.br
O site desse grupo de mulheres traz vários relatos de parto inspiradores. No link "Rede Gapp", há uma lista dos grupos de apoio a gestantes em atividade em todo o país. Para as notícias mais recentes, vale dar uma olhada no blog, atualizado com mais frequência: <http://partodoprincipio.blogspot.com>.

Gama – Grupo de Apoio à Maternidade Ativa
www.maternidadeativa.com.br
A seleção de relatos de parto é o ponto forte do site desse grupo de apoio, que se tornou referência de parto humanizado em São Paulo. Você encontra também a programação de cursos para gestantes e profissionais, além de uma boa seleção de livros, vídeos e outros produtos para gestantes que podem ser comprados on-line.

GLOSSÁRIO*

ÁCIDO FÓLICO – vitamina do complexo B essencial para o desenvolvimento do bebê. O uso nos primeiros meses da gestação é recomendado para diminuir o risco de malformação do sistema nervoso central.

ANALGESIA – medicamento para diminuir a dor.

BANHO DE BALDE – consiste em mergulhar o bebê em água morna até o pescoço, dentro de um balde, para que relaxe num ambiente que lembra o útero materno.

BOLSA – bolsa das águas, que contém o líquido amniótico.

BOLSA ROTA – quando a bolsa das águas onde fica o bebê, dentro do útero, se rompeu.

CARDIOTOCOGRAFIA – exame que monitora os batimentos cardíacos do bebê e as contrações uterinas

COLO (DO ÚTERO) – parte inferior do útero, que possui abertura para a vagina; durante o trabalho de parto, dilata dez centímetros para o nascimento do bebê.

CONTRAÇÕES – contrações dos músculos do útero que empurram o bebê para fora na hora do parto.

COROAR – diz-se que o bebê "coroou" quando sua cabeça aparece na entrada da vagina.

DILATAÇÃO – abertura gradual do colo do útero até dez centímetros para possibilitar o nascimento.

DOULA – acompanhante profissional de parto, responsável por oferecer suporte físico e emocional ao casal durante o trabalho de parto.

DESCOLAMENTO DE MEMBRANAS – menos invasivo que a indução com medicamentos, é um procedimento realizado com os dedos no colo do útero para estimular o trabalho de parto.

EPISIOTOMIA – corte que aumenta a abertura da vagina para facilitar ou acelerar a saída do bebê durante o parto.

FÓRCEPS – instrumento metálico usado para tracionar o bebê.

INDUZIR/ INDUÇÃO – estimular o trabalho de parto com medicamentos.

LACERAÇÃO – lesão no períneo que pode acontecer durante a passagem do bebê.

LÍQUIDO AMNIÓTICO – líquido presente no saco amniótico, dentro do útero, cuja função é proteger o bebê durante a gestação.

---

* Fonte principal: DINIZ, Simone Grilo & DUARTE, Ana Cristina. *Parto normal ou cesária? O que toda mulher deve saber (e todo homem também)*. São Paulo: Unesp, 2004. Pesquisa também realizada com médicos, parteiras e doulas.

MECÔNIO – primeiro conteúdo intestinal do bebê.

MEDIDA DA ALTURA UTERINA – medida feita em todas as consultas do pré-natal, com a fita métrica na barriga, para acompanhar o desenvolvimento fetal.

MOXABUSTÃO – técnica da medicina tradicional chinesa que consiste em queimar bastões de artemísia próximo à pele.

OCITOCINA – hormônio produzido pelo corpo humano e que provoca contrações uterinas. A versão sintética é utilizada para induzir ou acelerar o parto.

PARTO HUMANIZADO – que respeita o protagonismo da mulher e o ritmo natural do nascimento.

PÉLVICO (BEBÊ, PARTO) – termo utilizado quando o bebê está sentado dentro do útero. O contrário de pélvico é cefálico, ou seja, de cabeça para baixo.

PERÍNEO – região entre a vagina e o ânus.

PERÍODO EXPULSIVO – fase do parto em que a mulher sente vontade de fazer força para expulsar o bebê. Começa depois que o colo do útero atinge dez centímetros de dilatação e termina com o nascimento.

PLACENTA – órgão responsável pelo suprimento de sangue, nutrientes e oxigênio para o bebê, formado durante a fase inicial da gestação e eliminado depois do nascimento.

PLACENTA PRÉVIA – quando a placenta se fixa na parte inferior do útero, sobre o colo, obstruindo a passagem do bebê.

PLANO DE PARTO – registro escrito das escolhas da mulher ou do casal a respeito do parto e do nascimento de seu bebê.

PRÓDROMOS – falso trabalho de parto; sintomas que antecedem o início do trabalho de parto efetivo.

PROTOCOLO HOSPITALAR – conjunto de regras e rotinas de um determinado hospital.

SLING – faixa de tecido, própria para carregar o bebê amarrado junto ao corpo da mãe.

SOFRIMENTO FETAL – série de sintomas que ocorre quando o suprimento de oxigênio do bebê está comprometido parcial ou totalmente, provisória ou definitivamente.

TAMPÃO – secreção que protege o colo do útero e pode ser eliminada dias antes ou mesmo durante o trabalho de parto.

SUÍTE DE PARTO, *LABOR AND DELIVERY ROOM*, SALA PPP – sala onde a mulher é internada em trabalho de parto, tem o bebê e passa algum tempo depois do nascimento.

TOQUE VAGINAL – exame que consiste na introdução de dois dedos na vagina. Durante o trabalho de parto, serve para avaliar a dilatação do colo do útero ou a posição da cabeça do bebê.